pfeiffer
bei Klett-Cotta

Zu diesem Buch

Entspannungsverfahren haben nachweislich eine heilende Wirkung bei vielen psychosomatischen Störungen und Erkrankungen. Als ergänzende Methoden im Rahmen einer Verhaltenstherapie oder Psychoanalyse haben sie darüberhinaus einen festen Platz in der psychotherapeutischen Versorgung.
Psychotherapeuten und Kursleiter, die Entspannungverfahren einsetzen wollen, finden in diesem Buch Informationen und Tips zur Durchführung. Aus langjähriger Praxiserfahrung vermittelt die Autorin ihr Wissen über Fragen des Settings, der Rahmenbedingungen, des konkreten Ablaufs, der Kontraindikationen und häufig auftretenden Schwierigkeiten. Meist wird die Progressive Muskelentspannung als Beispiel einer effektiven Entspannungsmethode herangezogen, doch sind die Hinweise auf andere Verfahren ebenso gut anwendbar.
Das Buch hilft dabei, dass schon die ersten Kurse mit Erfolg für die Teilnehmer abgeschlossen werden können.

Ulrike Sammer, Dr. phil., ist Psychotherapeutin in eigener Praxis in Wien; Arbeitsschwerpunkt: Entspannungstherapie; Buchveröffentlichung zu diesem Thema: »Halten und Loslassen«.

Ulrike Sammer

Entspannung erfolgreich vermitteln

Progressive Muskelentspannung und andere Verfahren

Pfeiffer bei Klett-Cotta

Leben lernen 130

Pfeiffer bei Klett-Cotta

Printed in Germany
Umschlag: Michael Berwanger, München
Titelbild: Henri Matisse, »Nu bleu, sauteuse de corde«

Satz: PC-Print, München
Auf holz- und säurefreiem Werkdruckpapier gedruckt
und gebunden von Gutmann + Co., Talheim

Die Deutsche Bibliothek – CIP-Einheitsaufnahme

Sammer, Ulrike
Entspannung erfolgreich vermitteln : progressive Muskelentspannung
und andere Verfahren / Ulrike Sammer. – Stuttgart : Pfeiffer bei
Klett-Cotta, 1999
(Reihe Leben lernen ; 130)
ISBN 3-608-89680-5

Inhalt

Vorwort

Es freut mich, dass Sie sich in den Dienst der Verbesserung der Lebensqualität anderer Menschen stellen wollen. Um Ihren Einstieg zu erleichtern, wurden die folgenden Kapitel geschrieben. Sie sollen helfen, unnötige Anfangsschwierigkeiten zu vermeiden.

Ich vermute, dass auf Sie zwei Tatsachen zutreffen:

- Sie gehören einem Gesundheits- oder Sozialberuf an bzw. bereiten sich darauf vor und
- Sie haben selbst an einem Entspannungskurs (z. B. für Progressive Muskelentspannung) teilgenommen, haben sich dabei persönlich bereichert erlebt, und der Gedanke reifte in Ihnen, dass Sie Ihre Erfahrungen auch beruflich einsetzen könnten.

Vielleicht haben Sie auch mein Entspannungsbuch »Halten und Loslassen« gelesen und Ihre eigenen Kurserfahrungen damit erweitert. Nun greifen Sie möglicherweise zu diesem Buch für zukünftige Kursleiter und wollen sich Zusatzinformationen und Tips für Ihre praktische Arbeit holen. Ich lade Sie dazu ein!

Es wäre gut, wenn Sie schon einige Erfahrungen mit Klienten hätten, weil sich dann für Sie die Zeilen mit mehr Leben füllen (es ist aber nicht unbedingt erforderlich).

Begleiten Sie mich durch die Problemfelder, vergleichen Sie das Gelesene mit dem Selbsterlebten und holen Sie sich Impulse für Ihre Arbeit! Da ich mich seit über zwanzig Jahren mit Entspannung intensiv befasse und mehrere Methoden erlernt habe, möchte ich meine Erfahrungen mit Ihnen teilen. Ich meine, dass nicht jeder Einzelne »das Rad neu erfinden« müsse.

Ich beziehe mich in meinen Ausführungen manchmal auf die Progressive Muskelentspannung. Ich bin aber überzeugt, dass auch Anhänger anderer Entspannungsverfahren viele nützliche Hinweise bekommen können. Meine Beschäftigung mit verschiedenen Methoden zeigte mir, dass es gerade bei den Voraussetzungen und Settingfragen Grundsätzliches zu beachten gilt. Die daraus resultierenden Empfehlungen sind daher von breiterer Gültigkeit.

Ich habe mich bemüht, ein griffiges und einfach verständliches Buch zu verfassen. Mit Absicht sollte der Wissenschaft nur ein minimaler Raum »zugeteilt« werden. Für Interessenten ausführlicherer Grundlagenforschung und Statistiken spezieller Gebiete gibt es Hinweise im Literaturverzeichnis. Das vorliegende Buch soll dazu anregen, bei Schwierigkeiten und praktischen Fragen während der Therapie nachzulesen und sich Hilfestellungen zu holen.

Ich möchte nicht versäumen, noch ein Wort über die jeweilige Anrede zu sagen: Häufig ist im Text die männliche Form gewählt, wo ich durchaus beide Geschlechter meine: der Therapeut, der Klient, der Patient und nicht die neue Form: die TherapeutIn, die KlientIn, die PatientIn. Es ist mir bewusst, dass ich (auch von meinem eigenen emanzipatorischen Standpunkt aus) unbefriedigend formulierte. Nun bin ich der Meinung, dass die neue Form eindeutig weiblich assoziiert ist. Vor allem beim lauten Lesen und Anhören des Wortes »die KlientIn« denkt man automatisch und sehr schnell an eine Frau, die krank, bedürftig, verletzlich und verletzt ist. Da Frauen in unserer Kultur von vorneherein sehr schnell zur »Kranken« und »Defekten« abgestempelt werden, möchte ich diese Tatsache nicht noch verstärken. Ich habe daher die Schwierigkeit, dass es zur Zeit keine wirklich befriedigende Lösung dieses Sprachproblems gibt.

Da ich selbst keine bessere Formulierung weiß, griff ich (mit schlechtem Gefühl und aus Verlegenheit) zur althergebrachten Variante. Alle Frauen mögen mir verzeihen – vielleicht fällt uns gemeinsam eine ideale Form ein.

Nun sei noch auf eine letzte Tatsache hingewiesen: Es gibt Bücher zum Erlernen der jeweiligen Methoden, die man den Klienten in die Hand geben kann. Und dann gibt es »gemischte« Klienten-Therapeuten-Bücher. Dieses Buch aber sollte speziell nur von Ihnen gelesen werden. Auch ein Therapeut hat ein Recht auf »Karten«, in die er sich nicht von jedem schauen lassen muss.

Nun wünsche ich nur noch: Gutes Gelingen!

Wien, Januar 1999

1. Über die Entspannung

1.1 Einleitung

Als ich vor etwa 23 Jahren erste konkrete Kontakte mit Entspannungstherapien hatte, standen diese unter keinem besonders guten Stern. In einer sehr großen Gruppe wurden »Kochrezepte« vermittelt. Es gab weder ausreichende Erklärungen über die Methode, noch war der persönliche Austausch zwischen den Teilnehmern und mit dem Kursleiter gefragt. Was sich wirklich in den Gehirnen und Körpern der Gruppenmitglieder abspielte, wusste niemand. Meine Zufriedenheit über das Gelernte hielt sich dementsprechend in Grenzen.

Nun wurden damals noch nicht so viele Alternativen angeboten wie heutzutage. Ich blieb daher (vorderhand) bei dieser Methode, weil ich grundsätzlich von der Sinnhaftigkeit von Entspannung tief überzeugt war. Da ich mich jedoch nicht mit »Kochrezepten« zufrieden geben wollte, war ich immer noch weiter auf der Suche: teils spielerisch im Ausprobieren etlicher Methoden, teils systematisch durch die (in den 70er Jahren nicht gerade üppige) einschlägige Literatur.

Dann begann meine psychotherapeutische Arbeit am Tiefenpsychologischen Institut und später an der Verhaltenstherapeutischen Station der Psychiatrischen Universitätsklinik Wien. Es gab viele Probleme, die von den Patienten »serviert« wurden, und einige wenige Ansätze zur Hilfe. In diesen sehr fruchtbaren Jahren huldigte man zum Teil dem sehr pragmatischen und auch kreativen Standpunkt: Man kann (fast) alles machen, sofern man weiß, was und warum man es tut!

Dieser Satz wurde eines meiner Lebensprinzipien. Aber – wie ärmlich nahm sich gar mancher Entspannungskurs unter dieser »Lupe« aus. Ich hatte nicht den Eindruck, dass viele Kursleiter wussten, welche Wirkung die verschiedenen Schritte »ihrer« Methode zeigten. Aber noch viel weniger waren ihnen die Auswirkungen der Begleitumstände bewusst.

Wie wir heute aus unserer Berufserfahrung wissen, bestimmt keineswegs nur die Diagnose die Indikation zu einem bestimmten Heilungsweg. Auch persönliche Faktoren auf beiden Seiten sind dafür ausschlaggebend, ob sich ein Klient von einer bestimmten Form der Psychotherapie, vermittelt durch einen bestimmten Therapeuten, angesprochen fühlt. Es lohnt sich daher, sich diesen individuellen »Kleinigkeiten«, die im therapeutischen Prozess kaum jemals thematisiert werden, zuzuwenden.

Alle psychotherapeutischen Richtungen bemühen (und bemühten) sich um eine Definition ihrer Arbeit. Gemeinsam ist den verschiedenen Aussagen, dass im Rahmen von Psychotherapie eine zwischenmenschliche Beziehung systematisch zur Veränderung des Klienten eingesetzt wird.

Wie gestaltet sich nun diese Beziehung in der Entspannungstherapie? Welche Eigenschaften sollte ein Therapeut dazu einbringen? Was finden wir von Seiten des Klienten vor? Welche Erwartungen, Ängste, Persönlichkeitseigenheiten kommen auf uns Therapeuten zu? Mit welchen Problemen müssen wir uns herumschlagen und wie können wir sie lösen?

Die Fragen, die hier aufgeworfen werden, dienen alle dazu, sich auf mögliche Schwierigkeiten und Überlegungen schon im Voraus so einzustellen, dass optimale Bedingungen für eine Entspannungstherapie geschaffen werden.

Zunächst aber einige grundsätzliche Überlegungen über Entspannung.

1.2 Die therapeutische Beziehung

Jede Therapieform hat sich nicht nur Gedanken über die spezifische Form ihrer Wirkmechanismen, sondern auch der »heilenden« Beziehung gemacht. Über die Basisvoraussetzungen eines »guten« Therapeuten (die wir in 3.5 betrachten) hinausgehend, unterscheiden sich die Interaktionen in den verschiedenen therapeutischen Richtungen. So wird in der tiefenpsychologischen Arbeit besonderes Augenmerk auf Übertragung und Gegenübertragung sowie auf die Widerstandsphänomene gelegt. In den humanistisch orientier-

ten Therapien ist dafür die unmittelbare Begegnung und die Modellfunktion des Therapeuten zentral.
Ich gewann den Eindruck, dass man in der Entspannungstherapie zwar Grundhaltungen (wie etwa die Empathie nach Carl Rogers) empfiehlt, dass darüber hinaus aber jeder Therapeut die Beziehungsstruktur einbringt, die er zufällig in anderen Therapierichtungen erlernt hat oder die er für richtig hält. Schlimmstenfalls werden gar keine Gedanken darüber angestellt.
Ich selbst finde den verhaltenstherapeutischen Ansatz über die Beziehungsstruktur in einem Entspannungskurs am zweckmäßigsten. (Wohlgemerkt: nur im Entspannungskurs! Ist aber jemand motiviert, auf der Entspannung aufbauend psychotherapeutisch weiterzuarbeiten, treten andere »Gesetze« in Kraft! In der Oberstufe des Autogenen Trainings oder in meinem System »Halten und Loslassen«, das ich in Kapitel 6 kurz beschreibe, wird z. B. tiefenpsychologisch vorgegangen.)
Die Verhaltenstherapie sieht sich primär als Hilfe für einen Problemlösungs- und Veränderungsprozess. Das Ziel sind die Bewältigung der Probleme des Klienten, derentwegen er zur Therapie kam, und die erwünschte Veränderung im Erleben und Verhalten. Wenn wir davon ausgehen, dass ein Entspannungskurs etwa sechs Wochen dauert, so kann eine biographische Anamnese und deren Aufarbeitung nur sehr am Rande (bis gar nicht) geschehen. Die Lösungsorientierung muss sich auf das Hier und Jetzt bzw. auf die Zukunft beziehen. Die Vergangenheit spielt nur insofern eine Rolle, als sie zum gegenwärtigen Problem führte. Lernmechanismen (im Falle der Entspannungstherapie: körperliche und psychische) sind vor allem für die Veränderung zuständig. Sie kommen in einem zeitlich begrenzten, strukturierten Konzept (siehe verschiedene Kursabschnitte) zur Geltung. Der Therapeut ist dabei ein professioneller Verbündeter des Klienten bei der Problemlösung und gibt Hilfe zur Selbsthilfe.

1.3 Das Verständnis von Krankheits- und Gesundungsprozessen

Die Erkenntnisse der Bewusstseinsforschung und der Psychoneuroimmunologie zeigen, dass Verhalten, Erleben und Bewusstsein ein Ergebnis von willkürlicher oder unwillkürlicher Aufmerksamkeit ist. Das heißt, dass Menschen durch die vergangenen Erfahrungen und ihr Leid so beeinflusst sind, dass sie nur sehr einseitig wahrnehmen. Die Fokussierung auf den problematischen Teil ihres Lebens verstellt oft ihren Blick auf hilfreiche neue Muster. Das trägt wieder dazu bei, dass die Krankheitsprozesse stabilisiert werden. Die damit verknüpften Reaktionen und Interaktionen mit der umgebenden Umwelt tragen ungewollt noch zur Verstärkung bei.

Daraus folgt, dass in einer Therapie, die aus psychosomatischen Krankheiten, psychischen Störungen und diversen Abhängigkeiten herausführen soll, die einseitig fixierten Aufmerksamkeitsmuster verändert werden müssen. Nur so kann eine Gesundung in Gang kommen.

Die leib-seelische Verbesserung entwickelt sich daher durch zwei spezielle Bestandteile einer Veränderung:

- die Ressourcenaktivierung und
- die aktive Hilfe zur Problembewältigung.

Eine Fülle von Forschungsergebnissen weist darauf hin, dass man Klienten besonders gut helfen kann, wenn man an ihre positiven Möglichkeiten und Fähigkeiten (also an ihre Ressourcen) anknüpft, statt ausschließlich den Blick auf die Defizite zu richten. Als besonders wesentlich ist dabei die ganz bewusst gestaltete therapeutische Beziehung (wie sie an mehreren Stellen dieses Buches beschrieben ist). Sie ist auch in der gebotenen Kürze eines Entspannungskurses »der« Wirkmechanismus. Die Bedeutung der Aktivierung dieser Ressource ist klar: Wenn ein in seinem Selbstwert angeschlagener Klient nicht auf seine Probleme reduziert wird, sondern sich auch in seinen positiven Seiten und Fähigkeiten erkannt und unterstützt fühlt, dann ist er bereits in einer erhöhten Aufnahmebereitschaft für mögliche Veränderungen und therapeutische Interventionen.

Unter aktiver Hilfe zur Problembewältigung wird verstanden, dass der Therapeut den Klienten mit geeigneten Maßnahmen (wie der Entspannung) darin unterstützt, mit einem bestimmten Problem besser fertig zu werden. Durch diese Hilfe soll und kann der Betroffene erfahren, dass er nun besser gewappnet ist und sich nicht mehr so ausgeliefert fühlen muss wie früher. Er bekommt unmittelbar Zutrauen, sich aktiv dem Problem Schritt für Schritt zu nähern, und wird dabei vom Therapeuten stützend begleitet.

Im Übrigen hat (erfreulicherweise) jedes Entspannungsverfahren einen ganzheitlichen Ansatz ihres Krankheits- und Gesundheitsverständnisses.

Die traditionelle Medizin früherer Zeiten hatte intuitiv und selbstverständlich medizinische und psychologische Verfahrensweisen miteinander kombiniert. Erst die biologistische und apparative Medizin schuf eine Polarisierung. Ab diesem Zeitpunkt wurde bei allen Krankheiten und Missbehagen gefragt, ob das Leiden körperlich oder seelisch sei. Wie wir jetzt wissen, liegt das Problem im »oder«. Wer körperlich krank ist, dessen Psyche ist auch in Mitleidenschaft gezogen, und wer seelisch leidet, hat meist auch keinen gesunden Körper. Wenn wir uns nun wieder auf eine ganzheitliche Sicht rückbesinnen, so bietet sich die Entspannung, die gleichermaßen Körper und Seele »bedient«, an. Sie fügt die willkürlich getrennten Teile der menschlichen Natur wieder zu einer Einheit zusammen.

1.4 Der Wirkmechanismus der Entspannung

Die folgenden Bemerkungen über die Grundlagen der Entspannungsreaktion seien ein kleiner Überblick über die auftretenden Phänomene. Durch die Verkürzung der Darstellung entsteht eine starke Vergröberung, haben wir es doch mit überaus komplexen Vorgängen auf allen Ebenen der Muskeln, Nerven, Ausschüttungen von Wirkstoffen, hirnelektrischen Veränderungen und etlichen Regulationsvorgängen zu tun. In der Regel reicht der Überblick aus, um die gängigsten Klientenfragen zu beantworten und sich die wichtigsten Zusammenhänge einzuprägen. Es wäre aller-

dings empfehlenswert, die eigenen Kenntnisse zu vertiefen. Die meisten Hinweise bei Spezialfragen bieten sich in Literatur Nr. 42.
Je nach Art und Herkunft einer Entspannungsmethode gibt es hauptsächlich körperliche oder psychische Veränderungen als ausgewiesene Zielvorstellung. Die Unterschiede der Hauptverfahren wollen wir uns im übernächsten Kapitel ansehen. Hier sei aber das Verbindende betont, nämlich die Entspannungsreaktion, die bei allen Verfahren gleichermaßen auftritt. Jede körperlich orientierte Methode (Progressive Muskelentspannung, Autogenes Training, Biofeedback) hat auch eine psychische Wirkung und jede psychisch orientierte Methode (alle Meditationsarten) hat auch eine körperliche Wirkung. Da jeder Mensch eine untrennbare Einheit von Körper und Seele ist, kann er auch nur ganzheitlich reagieren.
Das Reaktionsmuster der Entspannung gehört zum Verhaltensrepertoire, das in der Natur jedes Menschen verankert ist. Es ist also kein seltener Ausnahmezustand, muss aber in der Regel erst geweckt werden, da es in unserer westlichen Kultur nicht selbstverständlich schon kleinen Kindern vermittelt wird. Entspannung lässt sich aber von jedem Hilfesuchenden erlernen und durch Üben immer leichter und verlässlicher hervorrufen. So soll sich schließlich auf eigenen »Befehl« (d. h. durch Selbstinstruktion) ein durch klassische Konditionierung geschaffenes Muster in Gang setzen, das aus charakteristischen Veränderungen neurovegetativer und zentralnervöser Prozesse besteht.
Viele uninformierte Klienten verwechseln Entspannung mit Schlaf. Sie sind der Meinung, dass sie optimal entspannt sind, wenn sie binnen kurzer Zeit einschlafen. Wir wissen allerdings aus der hirnelektrischen Forschung (durch zahlreiche EEG-Ableitungen), dass sich die Schlafmuster eindeutig von den Entspannungsmustern unterscheiden. Es ist daher wichtig, auch den Klienten klarzumachen, dass sie dabei sind, etwas wesentlich Neues zu erlernen. Sie erweitern damit ihre Erlebnis- und Erfahrungsbereiche um eine andere Dimension.
Die Entspannungsreaktion ist an psychologischen und physiologischen Kennzeichen zu erkennen.
Folgende psychische Faktoren finden sich bei allen Entspannungsverfahren (darüber hinaus gibt es noch spezifische jeder einzelnen Methode):

- Gelassenheit (Affekte und Emotionen lassen sich weniger leicht provozieren, es treten daher in der Folge auch weniger Erregungs- und Angstzustände auf);
- mentale Frische nach dem Üben bzw. eine Zunahme der Merk- und Konzentrationsfähigkeit (nach dem Üben stellt sich ein Gefühl der körperlichen und geistigen Frische ein);
- Schmerzlinderung bzw. bessere Akzeptanz der Störung (Klienten berichteten von einer deutlichen Abnahme der Häufigkeit und Intensität ihrer Beschwerden);
- mehr Selbstbestimmung durch des Erleben, die körperliche und psychische Befindlichkeit selbst beeinflussen zu können;
- vertiefte Innenschau (die den Übenden in der Folge ermöglicht, sich in Ruhe mit den Impulsen aus dem »Innenleben« auseinander zu setzen) und
- die Möglichkeit, sich leichter vor Außenreizen zu schützen (Geräusche, Veränderungen in der Temperatur oder Beleuchtung, taktile Empfindungen werden bei Bedarf weniger bis gar nicht wahrgenommen und irritieren daher nicht mehr).

Diese Wirkungen wurden durch Aussagen Übender eruiert.
Die nachfolgenden körperlichen Veränderungen konnten aber direkt durch verschiedene Apparate gemessen werden. Allen Methoden gemeinsam waren Auswirkungen auf folgenden Gebieten:

- Abnahme der Spannung der Skelettmuskulatur (stimulierende Einflüsse auf das motorische System durch störende Gedanken werden unterbrochen und durch beruhigende Sätze reduziert. Gleichzeitig wird der Körper in eine Haltung gebracht, die die Entspannung der Muskulatur ermöglicht);
- Auswirkungen auf das Kreislaufsystem (Periphere Gefäßerweiterungen, langsamerer Pulsschlag, Senkung des Blutdrucks und eine langfristige Regulation);
- die Atemtätigkeit wurde langsamer und gleichmäßiger. (Sie ermöglichte dadurch eine optimale Sauerstoffausnützung und eine angenehme, beruhigende Rhythmisierung);
- die Hautleitfähigkeit (als Zeichen einer vegetativen Aktivierungsdämpfung) nahm zu;

- die Gehirndurchblutung wurde gesteigert (wodurch nachfolgend eine bessere Konzentration und Leistung zu erzielen war bzw. Kopfschmerzen gelindert werden konnten) und
- die hirnelektrische Aktivität (gemessen durch das EEG) veränderte sich typisch und zeigte ein Wellenmuster, das sich sowohl von allen Wach- als auch den Schlaf-Phasen unterscheidet.

Zugrunde liegt eine durch die jeweilige Entspannungsmethode erlernte Umschaltung im neurovegetativen Nervensystem. Dieses besteht aus zwei Gegenspielern, die sich je nach Situation genial ergänzen: Der »Sympathikus« innerviert die glatte Muskulatur aller Organe, die Herzmuskulatur und manche Drüsen. Er wirkt in Richtung auf erhöhte Leistungsfähigkeit des Organismus, mobilisiert bei hohen Energieanforderungen und programmiert auf »Kampf«. Er steigert Puls- und Atemfrequenz, erhöht den Blutdruck, vermehrt die Schweißabsonderung und bremst Magen- und Darmtätigkeit. Diese bei großer Anstrengung durchaus sinnvolle körperliche Erscheinungsformen kennen wir aber auch als Begleiterscheinungen von Angst. Daher unterstützt die Entspannung zum Ausgleich die Tätigkeit des Gegenspielers, des »Parasympathikus«, der für die Erholungsphasen zuständig ist. Er innerviert unter anderem die Muskulatur und Drüsen des Magen-Darm-Traktes, der Sexualorgane, der Lunge sowie der Tränen- und Speicheldrüsen. Das bedeutet, dass nur in entspannten, parasympathikotonem Zustand z. B. die Verdauung oder ein befriedigendes Sexualleben gut funktioniert.
Die Umschaltung vom »Antreiber« Sympathikus zum »Beruhiger« Parasympathikus bzw. alle oben genannten Auswirkungen sehen wir bei sämtlichen Entspannungsarten. Von den Ähnlichkeiten gehen wir nun zu den Unterscheidungsmerkmalen: Zunächst in ihrer Entstehung und dann in einer kleinen Charakteristik.

1.5 Entspannungsverfahren – Die Geschichte ihrer wissenschaftlichen Entwicklung

Wie schon im Vorwort betont, versteht sich dieses Buch als pragmatischer Helfer bei den kleinen alltäglichen Nöten der Entspannungstherapeuten. Es erhebt keinen Anspruch, als wissenschaftliche Abhandlung zu gelten. Daher möge man mir verzeihen, dass ich mich nur auf wenige Absätze beschränke. Wer sich genauer informieren möchte, dem sei Lit. 42 und 10 empfohlen.

Die Geschichte der Entspannungsverfahren in unserer Kultur begann vermutlich mit *Franz Anton Mesmer* (1734–1815), einem Zeitgenossen und Freund der Familie Mozart, der in Wien und später in Paris eine florierende Praxis für »Magnetismus« betrieb. Er war überzeugt, dass das Universum (und daher auch die Menschen) von einem subtilen »Fluidum« erfüllt seien. Eine ungleiche Verteilung dieses Fluidums im Körper führe zu Krankheiten und dessen Ausgleich zur Heilung. Wenn auch Mesmers Theorien von der zeitgenössischen Medizin abgelehnt wurden (möglicherweise weil die zahlreichen Patientinnen Mesmers von Lustgefühlen berichteten und dieser Ausdruck der weiblichen Sexualität dazumal nicht akzeptiert wurde), war die Weiterentwicklung nicht mehr aufzuhalten.

James Braids (1795–1860) setzte einen wichtigen Impuls mit seiner Suggestionstheorie: Er führte den »magnetischen Schlaf«, wie er sich aus dem Magnetismus entwickelt hatte, nicht auf den Einfluss des Behandlers, sondern auf die innere Stimme des Patienten zurück. So wurde der Begriff der Selbstbeeinflussung oder Autosuggestion eingeführt.

Um die Jahrhundertwende erlebte der »Hypnotismus« (wie er nun genannt wurde) eine Blütezeit. *Charcot, Freud* und *Ferenczi* (um nur einige zu nennen) trugen an der Verbreitung und Erforschung wesentlich bei. Aus ihr entstand einerseits die heute verwendete Form der »Hypnose«, andererseits entwickelte *J. H. Schultz* (1884–1970) in den 20er Jahren daraus sein Konzept des Autogenen Trainings (als Selbsthypnose).

Parallel dazu forschte *Edmund Jacobson* (1885–1976) an einer Selbstentspannungstechnik auf der Grundlage psychophysiologischer Muskelaktivität und schuf die Progressive Muskelentspannung.
Seit den 60er Jahren sind Entspannungsverfahren intensiv beforscht worden. Sowohl ihre wissenschaftlichen Grundlagen als auch ihr klinischer Nutzen waren Inhalt zahlreicher Untersuchungen, deren Forschungsmethodik laufend verbessert wurde. Es gibt inzwischen so viele Studien, dass die Hauptvertreter der Entspannungsmethoden (allen voran das Autogene Training und die Progressive Muskelentspannung) sehr gut miteinander verglichen werden können.
In der Folge dieser Hinwendung zur Entspannung entwickelten sich neue Methoden wie z. B. die Funktionelle Entspannung, Feldenkrais-Arbeit, Bioenergetik und, im Zuge der Verbesserung der Technik, das Biofeedback.
Zusätzlich kamen aus anderen Kulturen Einflüsse: verschiedene fernöstliche Meditationstechniken, Yoga, Tai Chi (um nur einige zu nennen), die allesamt ihre Anhänger fanden und deren Erfahrungen auch in unser heutiges Wissen mit einfließt.

1.6 Kleiner Überblick über verschiedene Entspannungsmethoden

Wenn man mehrere Entspannungsmethoden miteinander vergleicht, fällt die Verschiedenartigkeit der Ansätze auf. In der Tat ging die Entwicklung der meisten Methoden (wie wir sahen) relativ unabhängig voneinander in diesem Jahrhundert vor sich. Sie wurden aus verschiedenen Quellen gespeist und hatten auch unterschiedliche Zielsetzungen. Da die Gründer der jeweiligen Schulen einerseits oft wenig voneinander wussten und andererseits in einer Zeit lebten, in der jeder »sein eigenes Süppchen kochte«, stellten sie ihre Methoden häufig als einzigartig dar. Die neuere Forschung und die Denkströmungen des ausgehenden 20. Jahrhunderts suchen nun eher die Ähnlichkeiten als die Unterschiede der Verfahren. Und es zeigte sich, dass die Phänomene in den ver-

schiedenen Entspannungsarten keineswegs spektakuläre Einzelerscheinungen sind, sondern zu den (normalen) Möglichkeiten gehören, die jedem Menschen innewohnen. Da diese ausgleichenden Alternativreaktionen aber in den meisten unausgebildet und ungeschult sind, braucht es Techniken, um an diese Reserven heranzukommen.
Die Unterschiede dieser Entspannungstechniken wollen wir in der Folge etwas beleuchten.
Zum klinischen Standardrepertoire gehören die sechs zur Zeit am besten beforschten Methoden:

- Progressive Muskelentspannung (und der daraus entwickelte Einsatz in der Systematischen Desensibilisierung)
- Autogenes Training
- Hypnose
- Meditation
- Imaginative Verfahren
- Biofeedback.

Daneben gibt es noch einige andere Methoden, die durchaus sinnvoll fallweise eingesetzt werden (wie die Funktionelle Entspannung, Eutonie etc.).
Nachdem es offenbar häufig (bei Klienten, aber manchmal auch bei Therapeuten) Begriffsverwirrungen gibt, sind ein paar klärende Bemerkungen sicher angebracht.

1.6.1 Die Progressive Muskelentspannung und die Systematische Desensibilisierung

Edmund Jacobson war der Meinung, dass neurotische Störungen von übermäßigen Muskelspannungen begleitet sind. Er suchte nach einer Trainingsmethode, die es den Klienten ermöglichte, ihre Tätigkeiten unter besseren, entspannteren Bedingungen zu verrichten. In dem Wechsel zwischen Spannung und Entspannung verschiedener Muskeln wirkt der parasympathische Effekt der Entspannung der sympathikoton bedingten Angstreaktion entgegen und versucht sie aufzulösen (d. h. der eine Teil des vegetativen Nervensystems, der Parasympathikus, neutralisiert die stresserzeugende Wirkung des »Gegenspielers« Sympathikus).
Joseph Wolpe baute auf dieser Grundlage sein bei Phobien sehr häufig verwendetes Prinzip der Systematischen Desensibilisierung

auf. Wolpe suchte 1958 nach einer Methode, wie man gelernte Ängste wieder verlernen könne. Er stieß auf die Progressive Muskelentspannung und fand in ihr den idealen Gegensatz zur ängstlichen Verspannung. Er reduzierte das Programm von Jacobson auf ein praktikables Maß und baute es in ein komplexes System ein:
Zuerst muss jeder Klient (meist mit Hilfe des Therapeuten) eine Liste seiner persönlichen Angstauslöser erstellen. Nun werden die verschiedenen Situationen von »leicht« bis »besonders schwierig« geordnet und in eine Rangreihe (eine sogenannte »Angsthierarchie«) gebracht. Dann beginnt man bei der leichtesten Situation und koppelt den (noch erträglichen) Angstauslöser so lange mit je einer Entspannung vorher und nachher, bis sich die Angst auflöst. Diese erste Aufgabe könnte z. B. bei Klaustrophobikern das kurze Betreten eines Geschäftes sein. Im Folgenden werden dann langsam die nächsten Items angegangen, bis z. B. Liftfahren oder die Benützung der Bahn kein Problem mehr darstellt.
(Mehr über die Progressive Muskelentspannung in Kapitel 2)

1.6.2 Das Autogene Training

Spricht man vom Autogenen Training, sollte man genau zwischen der Grund- und der Oberstufe unterscheiden, da beide in Art und Zielsetzung differieren. Mit Entspannung ist stets die Grundstufe gemeint, die (ebenso wie die Progressive Muskelentspannung) zu den Methoden gehört, die einfach und anspruchslos sind und daher von den meisten Menschen leicht erlernt werden können. Die Oberstufe hingegen ist ein tiefenpsychologisches Konzept, das in teilweise meditativer Form mit anschließenden Assoziationen und klärenden Gesprächen Unbewusstes zutage fördert und »bearbeitbar« macht. Sie ist daher ein aufdeckendes, analytisches Psychotherapieverfahren.
Als Entspannungsform wollen wir daher nur vom Autogenen Training *Grundstufe* sprechen.
Wie schon erwähnt ging der Berliner Neurologe und Psychiater *J. H. Schultz* von der Hypnose aus. Er erkannte aber bald, dass das Gefühl der Entspannung auch autogen, das heißt durch Selbstinstruktion, erreicht werden kann. Er entwickelte daher eine Art Selbsthypnose, mit deren Hilfe man vor allem zweierlei erlernt:

- sich zu entspannen und dadurch das System des vegetativen Nervensystems in eine Balance zu bringen,
- danach wieder in eine gesunde mittlere Spannung zurückzukehren, die leistungsfähiger und gelassener macht.

Dieser Effekt wird durch fünf Autosuggestionen (die sich z. B. auf die Schwere und Wärme der Arme beziehen), einem anschließendem Verweilen in der Entspannung und einer wirkungsvollen »Rücknahme« (durch kräftiges Anziehen der Arme) erreicht. Zusätzliche »formelhafte Vorsätze« oder »wandspruchartige Leitsätze« unterstützen noch das Erreichen persönlicher Zielvorstellungen.

1.6.3 Hypnose

Im Gegensatz zur Autosuggestion (der Selbstbeeinflussung) der erstgenannten Verfahren hat sich die Hypnose die Suggestibilität, also die Beeinflussbarkeit von außen, die jedem Menschen innewohnt, zunutze gemacht. Durch verschiedene Techniken wie Wiederholung, Reizabschirmung und Konzentration auf einen Gegenstand oder den Hypnotiseur entsteht ein eingeengter Bewusstseinszustand ähnlich einer Trance. Dieser Zustand weist verschiedene Eigenschaften auf: Änderung der Muskelspannung, Gedächtnisausfall oder gesteigertes Erinnerungsvermögen, Verlust der Empfindlichkeit gegenüber bestimmten Reizen und ein intensiver Kontakt mit dem Suggestor. Dadurch ist es möglich, sehr kurzfristig wirkungsvolle Hilfe bei akuten Problemen anzubieten. Vor allem bei Schmerzzuständen und in Extremsituationen wie schweren Prüfungen, Entbindungen, operativen Eingriffen etc., bei denen nicht mehr die Zeit einer längeren Lernphase üblicher Entspannungsarten gegeben ist, empfiehlt sich die Hypnose.
Milton H. Erickson (1901–1980) entwickelte mit einer Fülle neuer Interventionen aus der klassischen Hypnose die Hypnotherapie, die mit ihrem Prinzip der Nutzbarmachung der vorhandenen Gegebenheiten, der Anregung von unbewussten Suchprozessen für Problemlösungen und einigem anderen ein breites Spektrum psychotherapeutischer Anwendungen ermöglicht.

1.6.4 Meditation

Besonders wichtig für eine erfolgreiche Meditation ist das Akzeptieren des Prinzips des »Gehen-Lassens«. Diese passive Grundstimmung kann nicht erzwungen werden, sondern man muss ihr Raum geben. In entspannter sitzender, liegender oder stehender Haltung konzentriert man sich (je nach Methode) auf die Atmung, ein inneres oder äußeres Bild. Das Ziel ist ein Freiwerden von Leistungsdruck, Reizüberflutung und sonstiger Belastungen. Das Hauptaugenmerk ist der sogenannte unkorrigierte Geisteszustand. Die Aufmerksamkeit geht hin, wo sie will, und man folgt ihr einfach. Dadurch wird das Bewusstsein für das Wesentliche geöffnet und persönliche Ziele werden klarer. Es ist ein Eintauchen in den körperlich-geistigen Zustand ruhevoller Wachheit und in das eigene Unbewusste, das alle Meditationsformen miteinander verbindet. Die Wege dazu sind verschieden. Sie gehen über bildhafte Darstellungen (Mandala), gedachte oder gesungene Silben (Mantra), Betrachtung eines Gegenstandes (Yantra) oder Textes (sowohl in der buddhistischen Form Vipassana als auch in mancher christlichen Meditation), Konzentration auf die Atmung oder die »sitzende Versenkung« (in der Zen-Meditation). Alle diese sehr wertvollen Wege bedürfen allerdings einer gewissen Reife, Verantwortung für sich selbst tragen zu können. Für ich-schwache Persönlichkeiten sind Techniken, die mehr Struktur von außen anbieten, zweckmäßiger. Zwei Bewegungsmeditationsarten werden im Folgenden dargestellt.

1.6.5 Yoga, Tai Chi

Ähnliche Ziele wie in der Meditation werden von Yoga oder Tai Chi angestrebt. Der Weg geht aber über Körperübungen, durch die Blockaden gelöst werden, Körper und Geist in eine Harmonie kommen und ein neues Körperbewusstsein erlangt werden soll. Dabei wird die Muskulatur in gewisser Weise gedehnt oder gestreckt, während besonderes Augenmerk auf die gleichmäßige Atmung und die nach innen geleitete Aufmerksamkeit gerichtet wird. Die durchaus wirkungsvollen Übungen benötigen je nach Schwierigkeitsgrad einige Gelenkigkeit.

1.6.6 Imaginative Verfahren

Imagination, also Vorstellung gewisser Inhalte in allen Sinnesqualitäten, wird von verschiedenen Therapierichtungen eingesetzt. Die Verhaltenstherapie hat einige Verfahren entwickelt, bei denen in der Vorstellung eine Konfrontation mit den angstauslösenden Situationen erreicht wird, wobei immer wieder entspannende Vorstellungen dazwischen beruhigen. So ist es möglich, die lähmende Angst zu überwinden und Probleme zu bewältigen. In der konkreten Situation kommt die Erinnerung an die in der Vorstellung neu erlernten Strategien hoch und machen alternatives Verhalten im Alltag wahrscheinlich. Auch die weiter vorne besprochene Systematische Desensibilisierung baut auf diesen Erfahrungen auf.
Beim »Covert Modeling« stellt sich ein Klient das adäquate, zielgerichtete Verhalten einer Modellperson vor und lernt so indirekt von ihr bzw. seiner Imagination von ihr. Zur Veränderung von Verhaltens-, Denk-, Gefühls- und Bewertungsmustern gibt es mindestens 15 verschiedene verhaltenstherapeutische Techniken, die mit der Vorstellung arbeiten und eine Linderung der Ängste bewirken.
Die sinnliche und emotionale Vorstellung ist auch das »Transportmittel« der tiefenpsychologischen »Katathym Imaginativen Psychotherapie« von *H. Leuner*, die auch weit zurückliegende Defizite füllen und Defekte verbessern kann.

1.6.7 Biofeedback

Körperliche Prozesse, die der Wahrnehmung normalerweise unzugänglich sind, können durch die Segnungen der modernen Elektronik sichtbar oder hörbar gemacht werden. Werte wie Hauttemperatur, Pulsfrequenz, Muskelspannung, Atmung und Alphafrequenz des Gehirns werden gemessen. Die Daten liefern Hinweise auf Stress, Erwartungsspannungen, geringe Belastbarkeit, mangelndes Selbstvertrauen etc. Entsprechend wird ein persönliches Trainingsprogramm erstellt, bei dem gelernt wird, die ungünstig verlaufenden Prozesse willentlich zu beeinflussen. Die Erfolge kann man sogleich an den Geräten ablesen. Es handelt sich also um eine Rückkopplung (Feedback) von Biosignalen. Die Theorie dieser Entspannung durch Geräte folgt dem verhaltenstherapeutischen Prinzip »Lernen am Erfolg«.

1.6.8 Funktionelle Entspannung und Atemtherapien

Wie wir wissen, spielen Atemtechniken in vielen Entspannungs- und vor allem Meditationstechniken eine große Rolle. Sie werden dort als Teile eines Systems gesehen. Einige Methoden geben jedoch der Atemarbeit besondere Präferenz. Allen voran die Funktionelle Entspannung (die sich allerdings in ihrer psychotherapeutischen Weiterführung als tiefenpsychologisch orientierte Körpertherapie versteht).
Ihre Erfinderin *Marianne Fuchs* (geb. 1908) war Gymnastiklehrerin und Krankengymnastin. Sie stellte die Atmung in den Mittelpunkt ihrer Beobachtung und ging von der Vorstellung aus, dass Schmerzen und Verspannungen den ruhigen Atemfluss stören. Diese inneren Blockaden, die – so M. Fuchs – durch unverarbeitete Lebenserfahrungen entstanden, werden durch gezieltes »Hineinatmen« gelöst. Somit treten Beruhigung und eine verfeinerte Selbstwahrnehmung ein.
Bei den Atemtherapien werden gestörte Atemmuster durch Training verändert. Es gilt, zum natürlichen Wechsel von aktivierendem Ein- und lösendem Ausatem zu finden. Dazu gibt es etliche unterschiedliche Techniken.

1.6.9 Weitere Methoden

Es gibt noch eine Reihe anderer Methoden im Westen und Osten, die hier nicht alle erläutert werden können. Einige seien wenigstens kurz angeführt:

- Graf Dürckheimsche Leibtherapie (eine Meditation des Körpers),
- Eutonie (die Lehre von der »Wohlspannung«, welche die der jeweiligen Situation adäquate Spannung anstrebt),
- Feldenkrais-Methode (das Erlangen einer höheren Bewusstheit durch mitunter kleinste Bewegungen),
- Bioenergetik (zur Lockerung körperlicher Blockaden),
- Hakomi (eine Mischung aus Körperpsychotherapie und östlicher Philosophie),

- Biodynamische Psychotherapie (durch eine Lockerung der Körperpanzerung soll zu einem ruhenden Wohlbefinden gefunden werden),
- Qigong (altchinesische meditative Bewegungsübungen, die die Energie in Fluss bringen sollen).

Wie wir gesehen haben, haben die meisten Methoden zwar einen Entspannungsanteil, verstehen sich jedoch nicht als Entspannungsverfahren im engeren Sinn.

Viele Entspannungsarten können zum Ziel führen und werden heute im klinischen Alltag auch sehr häufig kombiniert. Ich finde jede einzelne Methode sinn- und wertvoll. Da ich mich aber darum bemühe, möglichst konkrete Hilfestellungen zu geben, werde ich mich im Text bisweilen auf eine Entspannungsmethode direkt beziehen: Es ist die Progressive Muskelentspannung nach Jacobson, mit der mich eine lange gemeinsame Geschichte verbindet und die mir über 20 Jahre Erfahrung in meiner psychotherapeutischen Arbeit ermöglichte. Sie sei im Folgenden als Beispiel vorgestellt.

2. Als Beispiel für eine gelungene Entspannungstechnik: Die Progressive Muskelentspannung

2.1 Was ist die Progressive Muskelentspannung?

Nachdem in diesem Buch am Beispiel der Progressiven Muskelentspannung immer wieder die möglichen Interventionen des Therapeuten und die auftretenden Schwierigkeiten erklärt werden, ist es nötig, dieses Entspannungsverfahren in Kürze vorzustellen. Für »Unkundige« sei es ein kleiner Einblick und für »Kundige« eine Erinnerung. Die folgenden Ausführungen sind sicher nicht geeignet, um die Methode gründlich zu erlernen (Interessierte mögen in »Halten und Loslassen« nachlesen).

Die Progressive Muskelentspannung nach Jacobson ist ein Entspannungsverfahren, das von der fühlbaren Spannung und Entspannung der Willkürmuskulatur ausgeht. Wir haben somit den Vorteil, unseren Klienten etwas präsentieren zu können, das wir einerseits leicht vormachen können und das andererseits von jedem sofort gespürt wird. Wir müssen uns daher nicht mit vagen Versprechungen, die irgendwann in der Zukunft (vielleicht) eingelöst werden, zufrieden geben.

Beim Erlernen der Technik der Progressiven Muskelentspannung wird speziell Wert darauf gelegt, nicht nur die Veränderungen der Muskelzustände genau wahrzunehmen, sondern im Besonderen den Muskelspannungen, die mit Angst einhergehen, vermehrt Aufmerksamkeit zu schenken. Es soll jeder so sensibilisiert werden, dass die Empfindungen für ihn allmählich zum Hinweisreiz werden. Er oder sie lernt, wann es sinnvoll ist, Entspannung gegen jede Art von Unbehagen einzusetzen. Auf diese Art wird ein Frühwarnsystem entwickelt, denn in der Muskulatur zeigt sich die innere Spannung eher und deutlicher, als sie ins Bewusstsein gelangt.

2.2 Die Grundidee

Edmund Jacobson (1885–1976), der als Internist in Chicago und New York praktizierte, begann 1908 seine Forschungen an der Harvard Universität. Seine jahrzehntelangen Untersuchungen (über die er 64 wissenschaftliche Arbeiten und acht Bücher verfasste) führten ihn zu der Schlussfolgerung, dass psychische Spannungen immer von Muskelkontraktionen begleitet sind und dass sich umgekehrt die Entspannung der Muskeln gleichzeitig positiv auf das Körpergefühl und das Seelenleben auswirkt. Unter anderem wurden bei zahlreichen jungen Soldaten die katastrophalen Auswirkungen der Angst registriert, wenn sie nach kurzer Ausbildung kriegerische Flugeinsätze hatten. Das machte es notwendig, ein Trainingsprogramm zu entwickeln, das auf relativ einfache Art die Angst vermindert. Es zeigte sich, dass die Muskelentspannung der direkte physiologische Gegensatz zu allen Arten von Ängsten und psychischen Spannungen ist.
Drei Faktoren sind allerdings nötig:

1. Die willentliche abwechselnde Spannung und Entspannung verschiedener Muskelgruppen (dadurch wird es möglich, die Veränderung ganz wahrzunehmen und auch kleine Restspannungen zu lösen).
2. Die Konzentration auf die Wahrnehmung auch subtiler Empfindungen (es geht daher nicht um die Stärke der Anspannung und hat daher mit Krafttraining etc. nichts zu tun).
3. Der Lernvorgang bzw. der Übungseffekt, der langsam eine Umstellung im körperlichen und seelischen Bereich ermöglicht.

2.3 Das System

Anstatt die Übungsanweisungen zu erklären, biete ich Ihnen einen Textvorschlag an, mit dessen Hilfe Sie selbst ein Tonband besprechen können. Versäumen Sie nicht, zuvor die Hinweise zu lesen (4.5.1), die beim Produzieren eines Übungstonbandes wichtig sind. Kennern der Progressiven Muskelentspannung möge der Text als Erinnerung dienen, Einsteiger bekommen aber vielleicht

Appetit auf »mehr«. Der Text ist so verfasst, dass er Ihnen selbst als Übungsunterlage dienen kann. Wenn Sie jedoch die direkte Anrede im Kurs trainieren wollen, dann ersetzen Sie das »Ich« durch die jeweilig passende Form. Also z. B. »Setzen oder legen Sie sich ganz entspannt hin …«

Textvorschlag zur Einübung der Progressiven Muskelentspannung:

Ich setze oder lege mich ganz entspannt hin – lockere alles, was mich beengt – schließe die Augen und lasse die Schultern möglichst locker. *Nun atme ich ganz fest ein – halte die Luft fest und lasse sie wieder ausfließen.* Ich stelle mir dabei vor, dass alles Unangenehme des Tages mit herausströmt. Dann atme ich *noch einmal* fest ein – halte die Luft wieder fest – und atme ganz langsam aus. Ich atme nun ganz normal weiter. Jedes Mal ausatmen, lässt mich noch ein bisschen inneren Druck loswerden.

Nun beginne ich mit den *Händen und Armen:*
Ich *balle die dominante Hand zur Faust*, halte sie gespannt und beobachte die Spannung.
Nun *löse* ich sie wieder, achte auf dieses Gefühl des Überganges und nun auf die Entspannung der Hand. Ich nehme alle kleinen Zeichen wie Kribbeln, Wärme und dergleichen wahr. Das Ganze mache ich *noch einmal* und beobachte noch besser die Empfindungen in den Fingern, der Hand und im Unterarm.
Und *nun balle ich die andere Hand zur Faust*, halte sie gespannt – und *löse* sie wieder. Wie erlebe ich diese Hand heute? Erkenne ich Unterschiede? Nun spanne ich *noch einmal* und nehme die Empfindungen noch intensiver wahr – und löse wieder.
Jetzt wende ich mich *beiden Händen* gleichzeitig zu und *spanne die Fäuste fester und fester.* Ich studiere die Empfindungen – und *entspanne wieder.* Nun mache ich es *noch einmal* und lasse die Entspannung in den Händen und Unterarmen *nachwirken.*
Jetzt gehe ich weiter zu den *Oberarmen. Ich beuge die Ellenbogen und drücke die Unterarme gegen die Oberarme.* Ich lasse dabei die Hände ganz locker und konzentriere mich auf die Spannung der Bizepsmuskeln. Nun lasse ich die Arme wieder locker auf die Unterlage sinken und *entspanne wieder.* – Ich *wiederhole* die Oberarmübung – ich spanne – entspanne und achte genau auf die

Empfindungen dabei – und lasse die Entspannung sich weiterentwickeln.
Nun drehe ich beide Hände, sodass die Handflächen nach oben zeigen. Ich drücke die Arme in den Ellenbogen fest durch und spüre die Spannung von den Fingerspitzen bis zu den Schultern. – Dann *lasse ich wieder los* und bringe die Arme wieder in eine bequeme Ausgangslage. Ich genieße die Entspannung – und *wiederhole:* in den Ellenbogen durchdrücken – die Spannung wahrnehmen – und loslassen. Die gesamten Arme sind nun entspannt – ich lasse mir Zeit nachzuspüren.

Ich bleibe ruhig und entspannt und wende mich nun dem Gesicht zu.
Zuerst *runzle ich die Stirn, indem ich die Augenbrauen gegen den Haaransatz hochziehe.* Ich registriere die Spannung in der Stirn – und *lasse wieder los.* Ich mache die Stirn ganz glatt und achte auf die Veränderung. Nun *wiederhole* ich: Ich ziehe die Augenbrauen hoch – halte die Spannung – und lasse los. Ich spüre der Ruhe nach, die von meiner entspannten Stirn ausgeht.
Nun gehe ich zur *Augenregion: Ich drücke die Augenlider fest zusammen* – beobachte die Spannung – und lasse los. Ich erlebe, wie sich die Augen und das ganze Gebiet rundherum entspannen und sich alle Fältchen glätten. Und *noch einmal:* Lider zusammendrücken – halten – und loslassen. Die Augen, Augenlider und Wangen können sich nun gut entspannen.
Nun geht es weiter zur Mundregion. Ich beiße die Zähne fest aufeinander – ich erspüre den Druck und die Spannung in den Kiefermuskeln – und lasse locker! Ich öffne leicht den Mund und lasse das Unterkiefer heruntersinken – und spüre der Entspannung nach! Und noch einmal: Zähne zusammenbeißen – halten – und loslassen. Ich lasse die Entspannung im Kiefer nachwirken.
Ich drücke die Zunge hinter den oberen Zähnen gegen den Gaumen! Ich beobachte den Druck und Gegendruck und alle Empfindungen der Zunge bis in den Hals. Nun *lasse ich los* und erlaube der Zunge in eine bequeme Lage zurückzukehren. Ich lasse die Entspannung wirken und *wiederhole:* Zunge gegen den Gaumen pressen – die Spannung genau wahrnehmen – wieder loslassen. Ich beobachte die Entspannung im Mundinnenraum und den freien Speichelfluss.

Und jetzt zu den Lippen: *Ich presse die Lippen fest aufeinander!* Ich halte die Spannung fest und *lasse wieder locker.* Ich achte auf das angenehme Gefühl der Lösung und Wärme in den Lippen – und *wiederhole* es: Zusammenpressen – die Spannung registrieren – loslassen – und genießen.
Das ganze Gesicht ist nun entspannt und ruhig. Ich lasse noch mehr los und erlaube der Entspannung, sich überallhin auszubreiten.

Ich bleibe so ruhig und entspannt und wende mich Nacken, Schultern und oberem Rücken zu.
Ich verschiebe den Kopf nach hinten, sodass ich die Nackenmuskeln gut spüren kann. Nun rolle ich ihn in der Spannung nach rechts – und nach links, beobachte dabei die Verlagerung der Spannung – *und lasse ihn locker auspendeln.* Ich nehme die Entspannung und Wärme im Nacken wahr – und wiederhole: Kopf gerade zurückschieben – nach rechts rollen – nach links rollen – und auspendeln lassen. Ich lasse im Nacken ganz los und die angenehme Wärme auch in den Hinterkopf strömen.
Nun *ziehe ich die Schultern hoch in Richtung Ohren,* achte auf das Spannungsgefühl in den Schultermuskeln – und *lasse die Schultern wieder locker fallen.* Ich beobachte die Entspannung, Nacken und Schultern lösen sich wieder. Jetzt alles *noch einmal:* Schultern hochziehen – festhalten und bewusst auf alle Veränderungen achten – die Schultern wieder fallen lassen. Die Entspannung kann sich im Schultergürtel und Hals weiter entwickeln und vertiefen.
Falls ich sitze, *lasse ich nun den Kopf nach vorne sinken und drücke mit dem Kinn leicht Richtung Brust.* Ich fühle den Zug im Nacken und den Druck in der Kehle – und *richte den Kopf wieder so auf, dass er gut in der Wirbelsäule ruht.* Ich spüre gut nach, wie sich das anfühlt, und *wiederhole* alles: Hinuntersinken lassen – etwas nachdrücken – die Spannung beobachten – den Kopf aufrichten und die Entspannung wirken lassen.
Falls ich aber gerade liege, so *hebe ich den Kopf, drücke* auch *Richtung Brust kurz nach,* nehme die Empfindungen wahr und *lasse den Kopf auf die Unterlage zurücksinken.* Ich spüre die Erleichterung in Hals, Nacken und Schultern und genieße die Entspannung. Nun *wiederhole* ich: Kopf heben – nach vorne drücken –

Empfindungen bewusst machen – den Kopf zurücksinken lassen und genießen.
Nacken, Schultern und oberer Rücken sind nun ganz entspannt. Ich gönne mir einige Zeit, die Entspannung einwirken und sich in den ganzen Körper ausbreiten zu lassen.

Ich bleibe so entspannt und wende mich nun der Brust, dem Bauch und dem Kreuz zu.
Ich atme leicht und frei ein und aus und spüre, wie ich mich bei jedem Ausatmen mehr und mehr entspanne. *Nun atme ich fest ein und fülle die Lungen, so weit ich kann – halte die Spannung fest – und lasse die Luft ausfließen.* Ich spüre, wie der Druck nachlässt, und atme frei weiter. Ich erlaube den Muskeln des Brustkorbes, sich ganz zu lösen. Und nun *wiederhole* ich, atme fest ein – halte fest – lasse die Luft wie von selbst ausströmen und genieße, wie ich wieder in meinem eigenen Atemrhythmus weiteratmen kann, ohne Druck und Spannung.
Nun gehe ich zum Bauch über und *ziehe ihn fest ein.* Ich registriere das Gefühl und *lasse locker.* Nach ein paar guten Bauchatemzügen *mache ich meine Bauchmuskeln fest und hart, drücke den Bauch hinaus,* spüre nach und *lasse locker.* Nach ein paar neuerlichen freien Atemzügen *ziehe ich jetzt, ohne dazwischen zu atmen, ein – drücke hinaus – ziehe wieder ein und lasse jetzt völlig locker.* Ich genieße nun meinen Atem in meinem persönlichen Rhythmus und lasse den ganzen Leib leicht mitschwingen.
Nun konzentriere ich mich auf das Kreuz. *Ich wölbe das Kreuz zu einem Hohlkreuz* und beobachte die Spannung in der Wirbelsäule, in den Hüften und im Rücken. Dann *entspanne ich das Kreuz wieder* und achte genau auf alle Veränderungen. Nach einigen Momenten des Genießens *wiederhole ich:* Hohlkreuz – Spannung wahrnehmen – loslassen und das entspannte Kreuz genießen.
Der Leib ist nun gut entspannt und durchwärmt. Ich lasse die Entspannung, die ich fühle, sich weiter ausbreiten und heilend überall hingehen, wo ich es besonders brauche.

Als Letztes gehe ich zu den Beinen, von den Hüften bis zu den Zehenspitzen.
Ich spanne gleichzeitig die Gesäß- und Oberschenkelmuskeln an, halte die Spannung fest – und *löse sie wieder.* Ich achte dabei auf

alle Veränderungen bei der Spannung und Entspannung. Nach einer Zeit des Nachwirkens *wiederhole* ich: Anspannen – halten – Empfindungen wahrnehmen – loslassen und sich noch ein bisschen besser in die Unterlage hineinsinken lassen. So merke ich, dass ich noch etwas lösen kann.
Und jetzt zu den Unterschenkeln und Füßen: *Ich spanne den Rist, drücke die Zehen nach unten, weg vom Gesicht* und beobachte, wo ich überall die Spannung fühlen kann. Nun *lasse ich los* und spüre nach. Wenn ich so weit bin, *wiederhole* ich: Rist spannen – die gespannten Muskeln in Waden und Füßen aufspüren – loslassen – die Füße wieder gut auf den Boden stellen und die Entspannung wirken lassen.
Nun drücke ich die Zehen nach oben, in Richtung Gesicht, bis ich die Spannung an den Schienbeinen verspüre – halte sie fest – und *entspanne wieder.* Ich spüre in den Unterschenkeln den Veränderungen nach und lasse alle Fußreflexzonen gut entspannen. Nach einer Weile *wiederhole* ich: Zehen hinaufdrücken – Spannung wahrnehmen – loslassen und genießen.
Der ganze Körper ist jetzt entspannt. Die Entspannung breitet sich aus und fließt überallhin. Ich atme nun zehnmal aus und ein und zähle mit. Bei jeder Zahl werde ich spüren, wie ich immer mehr loslasse, bis ich mich bei 10 ganz angenehm entspannt fühle. 1, 2, 3, 4, 5, 6, 7, 8, 9, 10.

(Nach einer beliebigen Pause):
Jetzt wandle ich das Gefühl der Entspannung um in eine Frische und ein Ausgeruhtsein, wie nach einem kleinen Mittagsschlaf, indem ich von 5 bis 1 rückwärts zähle. 5 – es geht langsam ans Aufwachen, 4 – ich bewege leicht die Finger und Zehen, 3 – ich mache eine Faust mit beiden Händen und ziehe dreimal ganz kräftig die Arme an. Ich atme aus, 2 – ich mache die Augen auf und 1 – ich bin wieder ganz wach.

2.4 Die Abweichungen

Neben dieser sogenannten Standardform gibt es einige Abweichungen, die sich ideal den Erfordernissen der jeweiligen Alltagssituation anpassen. Somit haben wir ein so breit gestreutes Repertoire zur Verfügung, dass es möglich ist, immer exakt dann zu entspannen, wenn wir es wirklich brauchen. Wenn man die Methode einigermaßen beherrscht, kann man sie in jeder beliebigen Form im »Liegen, Sitzen, Stehen« anwenden. Auch mäßiger Lärm und offene Augen sind kein Hindernis. Die Progressive Muskelentspannung ist daher »die« Alltagsentspannung, die sich von irgendwelchen Rückzugsmöglichkeiten (stille Kämmerchen etc.) unabhängig machte.

Nach der oben genannten Standardform ist die Halbform, bei der man alle Wiederholungen auslässt, am beliebtesten. Für sie benötigt man etwa 15 Minuten.

Eine spezielle Kurzform (siehe Sammer: »Halten und Loslassen«, Lit. 35) ermöglicht die Entspannung, wenn man sich nur wenige Minuten zurückziehen kann (nötigenfalls in 3 Minuten auf der Toilette).

Für die Entspannung unter den Augen anderer Leute (Büro, öffentliche Verkehrsmittel, Lokale, Strand etc.) gibt es ein spezielles Mentalprogramm in mehreren Variationen.

Es gibt Formen, die speziell die Konzentration heben, und solche, die zum Einschlafen geeignet sind. Einzelne Teile können auch aus dem Programm herausgelöst und gesondert geübt werden, wenn manche Muskelgruppen besonders viel »Zuwendung« brauchen. Schließlich gibt es noch die Möglichkeit des Einsatzes der von mir benannten »Magischen 10 Atemzüge«, die mittels klassischer Konditionierung innerhalb der Progressiven Muskelentspannung eine spezielle Qualität bekamen. Da Atmen niemals besonders auffällt, ist dies vermutlich die diskreteste Form einer neurovegetativen Umstellung.

2.5 Innere Sätze

Für den, der noch intensiver an sich arbeiten möchte, empfiehlt es sich, die Entspannung mit positiven inneren Sätzen, wie sie bei den kognitiv-verhaltenstherapeutischen Ansätzen oder auch im Autogenen Training verwendet werden, zu kombinieren.

Positive Sätze sind ohne Zweifel sehr vielfältig einsetzbar. So sind sie ein fixer Bestandteil der Kognitiven Umstrukturierung, der Angst- oder Schmerzbekämpfung, aber auch eine gute Möglichkeit bei allen Arten von Verhaltensänderungen. Der wirkungsvollste Zeitpunkt für ihren Einsatz ist das Stadium der tiefsten Entspannung. Wenn die Sätze vom Übenden dabei innerlich verbalisiert werden, wirken sie ähnlich wie die Mantren des Yoga: sie zentrieren, stimmen um und stärken. Dieser eine Satz, der zur Zeit der wichtigste ist, soll durch die Entspannung unterstützt werden.

Der innere Satz, der natürlich auch nur eine Wortgruppe oder ein einzelnes Wort sein kann, sollte gut vorbereitet werden. Häufig muss dem Klienten dabei anfangs geholfen werden.

Aus den einleitenden Vorgesprächen bei den Entspannungssitzungen ist mitunter schon das »Krisengebiet« ersichtlich, das an diesem Tag im Speziellen angegangen werden soll. Bei etlichen Klienten ist die Zielrichtung der Entspannung vor Beginn klar definiert (wie bei der Beseitigung von Phobien, Schmerzen etc.). Manchmal ergibt sich aber ein neuer, aktueller Wunsch, der sich in den Vordergrund schiebt. Das sollte man berücksichtigen, da sonst das neue Problem in seiner Dringlichkeit dem ursprünglichen Anliegen im Wege steht. Bei der darauf folgenden Formulierung sind ein paar Punkte zu beachten:

- Der Vorsatz sollte in einer kurzen und klaren Formulierung Platz haben. Alles Lange und Komplizierte belastet den Übenden während der Entspannung, da er bisweilen fürchtet, den Satz zu vergessen.
- Der Satz sollte unbedingt positiv formuliert werden (auch wenn das manchmal nicht ganz einfach ist). Nur ein positiver Vorsatz haftet im Zustand der regressiven Entspannung, daher vermeide man Worte wie »kein«, »nicht« etc.

– Der innere Satz sollte unter allen Umständen der Ausdrucksweise des Klienten entsprechen. So kann er selbstverständlich auch im Dialekt sein. Als Therapeut kann man bei der Formulierung nur hilfreich zur Seite stehen, aber niemals den Satz anstelle des Klienten formulieren, da er sonst für ihn nicht »stimmig« ist.

Wie in »Halten und Loslassen« im Kapitel über die inneren Sätze erläutert (Lit. 35), gibt es ein nahezu unendliches Einsatzgebiet für die Anregungen oder Aufträge an das Innenleben: Alle körperlichen oder psychischen Beschwerden und alle Wünsche nach Verhaltensänderungen können Inhalt der Kurzsätze sein. Es ist durchaus sinnvoll, ein bisschen mit Formulierungen zu experimentieren. Ich habe wiederholt erlebt, wie Klienten durch diese Überlegungen eines Tages zu dem genau »maßgeschneiderten« Satz fanden, der auch in der Zeit danach besondere Bedeutung für sie hatte und sie wie eine Art Leitsatz begleitete.

2.6 Überblick über die Anwendungsmöglichkeiten

An der großen Variabilität der Methode kann man bereits ablesen, dass die Progressive Muskelentspannung ein enorm großes Einsatzgebiet hat. Sie ist, wie gesagt, die ideale Methode für eine Entspannung zwischendurch.

Edmund Jacobson bemühte sich in besonderem Maße um die Linderung von Ängsten und Stress. Etliche Psychotherapeuten und Gründer von Therapierichtungen (allen voran Joseph Wolpe) bedienten sich der Jacobsonschen Errungenschaften, um sie in ihre Angstbewältigungs- oder Antistressprogramme einzubauen. Aber auch der noch gesunde Mensch kann von der Methode viel profitieren, eignet sie sich doch hervorragend für Arbeits- oder Lernpausen, zur Entwicklung einer höheren Sensibilität oder zur Vorbeugung (um nur einige Anwendungsgebiete zu nennen).

Der Einsatz bei diversen psychosomatischen Beschwerden ist gut beforscht und mit zahlreichen klinischen Befunden belegt (Lit. 42). Schmerz- und Kreislaufprobleme und alle möglichen körper-

lichen und psychischen Reizzustände wurden mit dieser Entspannungsart sehr erfolgreich behandelt.
Erfreulicherweise eignet sich die Methode auch für Menschen, die weder die Wirkmechanismen verstehen noch sich wirklich auf die differenzierte Wahrnehmung des Körpers konzentrieren können: also Kinder, Alte, Minderbegabte, depressiv Eingeengte. Die Muskelkontraste allein lösen auch bei ihnen die Spannungen und damit die Ängste.
Meine jahrelangen Erfahrungen mit dem flankierenden Einsatz der Entspannung in der Raucherentwöhnung oder bei Ess-Störungen waren durchaus positiv. Auch als Möglichkeit eines neuen Zugangs zum Körper bei Sexualproblemen erwies sich die Progressive Muskelentspannung als hilfreich. Über diese und andere Einsatzgebiete habe ich an anderer Stelle genauer berichtet (Lit. 35).
Meine spezielle Weiterentwicklung der Methode zum psychotherapeutischen Konzept »Halten und Loslassen« wird im Kapitel 6 noch näher erläutert.

2.7 Kontraindikationen und Grenzen

Der Kreis der potentiellen Klienten für die Progressive Muskelentspannung ist erstaunlich groß. Durch die Variabilität und leichte Erlernbarkeit der Methode lässt sie sich auch bei vielen Menschen einsetzen, die bei manchen anderen Entspannungsverfahren Schwierigkeiten haben. So ist zum Beispiel das Altersspektrum sehr weit gefächert. Selbst relativ kleine Kinder, die unter Verspannungen leiden, können die Methode oder Teile daraus erlernen oder anwenden. Wenn Kinder aber noch nicht imstande sind, Anordnungen Folge zu leisten (was nicht klar mit einer Altersstufe gleichgesetzt werden kann), wäre es günstig, noch zu warten. Ebenso sollten die Kinder bereits fähig sein, sich zumindest wenige Minuten zu konzentrieren.
Ganz ähnlich verhält es sich mit den alten Menschen: Solange jemand in der Lage ist, sich liegend oder sitzend einige Minuten auf den Körper zu konzentrieren, ist es möglich, mit ihm Übungen der Progressiven Muskelentspannung zu machen (auch wenn man

mitunter nicht erwarten kann, dass der alte Mensch alleine übt, weil er sich die Reihenfolge nicht mehr merken kann). Ist der körperliche und/oder geistige Abbau aber so weit fortgeschritten, dass auch kurzzeitige Aufmerksamkeit nicht möglich ist, bleibt vielleicht nur mehr die manuelle Mobilisation zur Lockerung.
Nun zur Intelligenz: Selbstverständlich gibt es nach oben keinerlei Grenzwert. Aber auch bei relativ einfach strukturierten Menschen, die wenig fühlen und kaum ihre Erlebnisse reflektieren können, kann man die Progressive Muskelentspannung in bescheidenem Rahmen anwenden. Es geht dann mehr um eine leichte Art der Gymnastik, die aber trotzdem eine gewisse Beruhigung und Ablenkung bringt. Bei ausgesprochen Schwachsinnigen sind aber auch hier Grenzen gesetzt.
Da es sich bei unserer Methode um den Wechsel zwischen muskulärer Spannung und Entspannung handelt, ergibt sich die nächste Grenze von selbst: Alle Menschen, die Lähmungen haben oder durch Krankheiten, Verletzungen und Operationen körperlich ruhig gestellt sind, entspannen sich besser mit einer Methode, die nur mental wirksam ist. Zumindest ist die Lernphase nicht möglich. Wenn aber jemand in der Progressiven Muskelentspannung bereits fortgeschritten ist, kann er natürlich auch ruhig im Krankenbett liegend seine Übungen in der Vorstellung machen. Auch ein kleiner Gipsverband etc. ist kein wirkliches Hindernis: Man übt inzwischen mit den intakten Körperteilen und vertraut (mit Recht) darauf, dass die Entspannung generalisiert, d. h. in den ganzen Körper fließt.
Eine klare Kontraindikation gibt es (wie meines Wissens nach auch bei anderen Entspannungsverfahren) bei Psychotikern oder präpsychotischen Zustandsbildern. In diesen Fällen ist die Entspannung nicht nur sinnlos, sondern kann Wahnvorstellungen noch fördern. Jede Methode, die die letzten Reste von Selbstkontrolle verringern (und das ist bei der Entspannung der Fall), sind als gefährlich zu vermeiden. Man könnte allenfalls mit offenen Augen und etwas strafferem Tempo üben lassen.
Letztendlich verhindern schwere Zwangszustände von sich aus jedes Entspannungstraining. Wenn ein Patient nicht im Stande ist, von einer Übung zur nächsten weiterzugleiten, sondern durch

Kontrollzwänge »hängen bleibt«, ist jede Anwendung zur Zeit unmöglich.
Erst wenn durch Psychotherapie die Fähigkeit loszulassen verbessert worden ist, kann man an ein Training in bescheidenem Umfang denken.
Schwere Bewusstseinseinengungen, seien sie durch Medikamente oder durch Depressionen hervorgerufen, sind ohne Zweifel ein Hindernis für jeden Lernprozess, so auch den eines Entspannungstrainings und daher sinnlos.
Die Frage, ob Beruhigungsmittel während eines Entspannungskurses tolerierbar sind, ist strittig. In der Tat gibt es viele Patienten, die mit einer bestimmten Medikation zum Kurs kommen. Es war ihre bisher einzige Möglichkeit, mit ihren Ängsten und Verspannungen umzugehen.
In diesen Fällen ist es natürlich nicht anzuraten, die Medikamente sogleich abzusetzen, auch wenn eine wissenschaftliche Kontrolle unmöglich ist. Auf die Gefahr hin, dass weder Patient noch Therapeut weiß, ob die Wirkung auf Medikamente oder ein gelungenes Training zurückgeht – schlimme Entzugserscheinungen (die bei längerer Einnahme von Tranquilizern zu erwarten sind) sollen unter allen Umständen vermieden werden. Sie nützen weder den Patienten noch der Entwicklung der Entspannung, sondern erwecken ausschließlich negative Assoziationen. Trotzdem ist es oft möglich, in guter Zusammenarbeit mit dem behandelnden Arzt behutsam die Medikamente zu reduzieren, bis sie ganz überflüssig werden. Der Dank des Patienten ist Ihnen dann sicher.
Es gibt Autoren, die die Progressive Muskelentspannung bei besonders leistungsorientierten Klienten nicht einsetzen und davor warnen. Ich kann aus meiner Erfahrung diese Bedenken allerdings nicht teilen, sondern erlebe oft erstaunliche Fortschritte.
Es sei in diesem Zusammenhang auf die entsprechenden Zeilen in diesem Buch im Kapitel über die schwierigen Patienten hingewiesen.

3. Die Voraussetzungen für ein optimales Entspannungstraining

3.1 Die Erwartungen der Klienten

In meinen Kursen, aber auch in Einzeltherapien, erlebe ich vielfältige Erwartungen, die nur zum Teil durch die nachfolgende Realität befriedigt werden können. Da bekannterweise jede vorgefasste Meinung die Wahrnehmung beeinflusst, ist sie manchmal eher hinderlich. Wir müssen uns daher mit diesen, meist unausgesprochenen, Fantasien befassen.
Die Erwartungen werden sowohl durch den Klang des Namens des Entspannungsverfahrens als auch durch den Text der Kursankündigung hervorgerufen. Mitunter entstehen sie auch durch wohlmeinende Erklärungen von Vermittlern (wie zuweisenden Ärzten oder ehemaligen Teilnehmern) oder einfach »im Kopf«. Eigene Fantasien sind ohne Zweifel die häufigsten Quellen falscher Vorstellungen. Sehen wir uns nun einige genauer an.

3.1.1 Gedankenverbindungen zum Namen der Entspannungsmethode

Jede Bezeichnung ruft ihre speziellen Assoziationen hervor. Anhand des Namens der »Progressiven Muskelentspannung« sei dies nun illustriert:
Das Wort »Muskel« erinnert manche Interessenten an Sport und hat offenbar mehr Gewicht als das Wort »Entspannung«. Es gibt immer wieder Anfragen, die erkennen lassen, dass etliche zuerst an eine Art gymnastische Übung denken, vielleicht ähnlich der Isometrie oder dem Stretching. Einige (meistens männliche) Klienten erwarten eine Steigerung der muskulären Fähigkeit, Ausdauer und dergleichen. Diese Aspekte sind allerdings (wenn überhaupt) nur ein winziger Ausschnitt dessen, was die Progressive Muskelentspannung zu bieten hat. Es ist kein Zufall, dass gerade bei diesen besonders leistungsorientierten Menschen die »Entspannung« ins Hintertreffen gerät (wie im Kapitel über die Problemklienten noch genauer beleuchtet wird).

Immer wieder höre ich auch die Frage, ob man im Trainingsanzug zum Kurs erscheinen solle. Ich treffe auf Erstaunen, wenn ich erkläre, dass es sich dabei um so minimale Bewegungen handle, dass jeder so angezogen kommen möge, wie er gerade ist (also in seiner normalen Alltagskleidung).
Natürlich gibt es auch eine große Anzahl von Frauen, die überaus unter Druck stehen, dennoch scheint sich ihnen das Wort »Entspannung« eher ins Blickfeld zu rücken. Für sie ist vermutlich das Sich-Einlassen auf einen entspannten Zustand leichter vorstellbar. Das zeigt sich in häufig geäußerten anfänglichen Wünschen wie: »Ich möchte besser abschalten lernen«, »Ich möchte leichter einschlafen können« etc.
Das Wort »progressiv« (= stufenweise fortschreitend, sich entwickelnd) verstehen viele Klienten gar nicht. Es erweckt daher kaum Erwartungen irgendwelcher Art.
Die Namen anderer Entspannungsarten sind erwiesenermaßen auch nicht viel verständlicher und rufen häufig Missverständnisse hervor. So hat jede Methode ihre spezifischen Fallen.

3.1.2 Der Text der Ankündigung

Selbstverständlich löst die Wortwahl der Kursaussendung Gedankenverbindungen aus. Es hat sich gezeigt, dass in unserem deutschen Sprachraum der Name »Progressive Muskelentspannung« noch nicht zum festen Begriff (wie etwa das »Autogene Training«) wurde. Daher ist jeder Anbieter gezwungen, ein bisschen »Illustration« mitzuliefern. Da es nicht zweckmäßig ist, alle Anwendungsgebiete im Begleittext aufzulisten, muss man sich auf ein paar Schlagworte beschränken. Erwiesenermaßen werden lange Texte unaufmerksam bis gar nicht gelesen.
Ich selbst habe mir in der Regel die drei Hinweise auf die erlernte Fähigkeit, sich jederzeit zu entspannen, auf die höhere Sensibilität dem eigenen Körper gegenüber und die Einsatzmöglichkeit bei psychosomatischen Beschwerden ausgesucht. Alles Weitere liefere ich im Kurs oder bei Bedarf schon beim telefonischen Erstkontakt nach. Ich bin mir aber im Klaren, dass die Auswahl manche Menschen anlockt, andere fühlen sich dadurch überhaupt nicht angesprochen. So bedauerlich das ist, muss man als Anbieter dieses

Risiko eingehen (das auch in jeder anderen Formulierung stecken würde).

3.1.3 Mündliche Empfehlungen

Die dritte Quelle von Erwartungen sind mündliche Versprechungen und Voraussagen. Ohne Zweifel sind Erzählungen von zufriedenen, ehemaligen Klienten das Beste, das uns Therapeuten widerfahren kann. Ein Mensch, dem geholfen wurde, seine körperlichen und psychischen Leidenszustände zu lindern, und der sich jetzt selbst helfen kann, ist die allerbeste Reklame. Neben diesen Empfehlungen aus Erfahrung kennen wir bei vielen nicht die Motive, die hinter einem Rat zum Entspannungstraining stecken.
So kommt es vor, dass z. B. ein rein ökonomisch denkender Chef einen Mitarbeiter, der durch seine Krankenstände langsam zu teuer kommt, vermittelt.
Auch Eltern senden manchmal pubertierende Kinder, damit sie zu Hause »pflegeleichter« werden.
Oder ein Ehemann schickt seine Gattin, die er als hysterisch bezeichnet, weil er sich mit deren Leiden völlig überfordert fühlt.
Natürlich können wir in diesen Fällen gute und effektive Hilfe anbieten, aber manchmal ahnt ein Kursleiter gar nicht, gegen welche Schatten er zu kämpfen hat. Wenn wir bei den genannten Beispielen bleiben, so kann es durchaus sein, dass der Mitarbeiter, die halbwüchsigen Kinder und die Ehefrau die Absicht ihrer Entsender durchschauen (oder zumindest ahnen), zum Schein den Lernwilligen spielen, aber voll von inneren Widerständen sind. Ihre Erwartungen an den Kurs sind dann ganz bestimmt hinderlich. Sie wollen in Wirklichkeit nicht Entspannung lernen, sondern jemandem »eines auswischen«, indem sie ihm beweisen, dass sein Rat eben nicht gut war.
Es braucht nicht viel Fantasie, um sich vorzustellen, wie ein fremdbestimmter »Bockiger« einen Kurs erschweren kann.
Andere Klienten werden von Ärzten oder Psychologen geschickt, die selbst keine Entspannungsmethoden anbieten. Selbstverständlich ist jeder dankbar für eine Zuweisung in seinen Kurs. Trotzdem existieren dabei die altbekannten Probleme, die alle psychotherapeutisch Tätigen kennen.

Es gibt einerseits die Klienten, bei denen der Entsender gut über die Methode Bescheid weiß und sie als Mittel der Wahl in der gegenwärtigen Problemsituation hält. Mit ihnen hat der Entspannungstherapeut die reinste Freude.
Aber es gibt andererseits auch die Patienten, die ihrem Zuweiser gründlich auf die Nerven gehen. Ihre Ansprüchlichkeit, Querulanz und der Hang, Hilfe zu fordern und sie gleichzeitig abzulehnen, sind überaus mühsam. Was bietet sich da Besseres an als irgendein Angebot eines Entspannungskurses (den man doch bekanntlich für alles Erdenkliche empfehlen kann). So wird manchmal die geheime Hoffnung angeschlossen, den Klienten für immer an den Kollegen zu »verlieren«.
Aber auch diesen Menschen ist die verborgene Botschaft, man möchte sie loswerden, zumindest unterbewusst nicht ganz entgangen. Sie tragen die genannte psychische Bürde ebenfalls in den Kurs hinein. Die unterschwellige Erwartung »Dieser Entspannungskurs ist mein Abstellgleis« kommt nun vom Klienten auf den Entspannungstherapeuten zu.

3.1.4 Fantasien

Die letzte Gruppe von widrigen Erwartungen geht nicht von einer Beeinflussung von außen aus, die von den Klienten in unterschiedlicher Weise verarbeitet wird, sondern entspringt ausschließlich der reichen Fantasie jedes Einzelnen. Da Entspannung ohne Zweifel zum Teil mit Regression verbunden ist, haben wir es hier oft mit kindlichen Vorstellungen über die gewünschte Hilfe zu tun.
Immer wenn Leid, mit dem man allein nicht zurechtkommt, im Spiel ist, wendet man sich an jemanden, den man für fähig erachtet zu helfen. Dadurch setzt man sich zwangsläufig emotional auf eine (in dieser Situation) hierarchisch niedrigere Stufe. Diese Beziehungsstruktur erinnert sehr stark an die frühe Kindheit, in der jeder absolut abhängig von den Diensten der Bezugspersonen (Mutter, Vater etc.) war. In der Tat kann jeder an sich selbst beobachten, wie in Zeiten der Krankheit kindliche Wünsche hochkommen. Meist will man umsorgt und gestreichelt werden. Man tendiert regressiv sowohl im Gefühl als auch im Verhalten zu vergangenen Lebensperioden, als (meist) die Mutter alle Konflikte

aus dem Weg räumte und alles zur Bedürfnisbefriedigung da war. Als Therapeut sollte man sich daher immer wieder klarmachen, dass Leidende (selbst wenn sie nach außen noch so forsch auftreten) in ihrem Unterbewusstsein Wünsche nach der »großen Mutter« oder dem »großen Vater« haben. Sie sehnen sich nach Wärme, Konstanz und Zuwendung. Vor allem aber übernehmen sie ein Stück des kindlich-magischen Denkens, in dem durch Zauberei alles zum Guten verändert wird. Das ist der Punkt, an dem Hindernisse in der Psychotherapie generell auftreten können. Weil die magischen Erwartungen natürlich nicht ausgesprochen werden, sind sie nur unterschwellig vorhanden. Sie werden erst dann sichtbar, wenn manchen Klienten klar wird, dass auch hier die psychischen und körperlichen Leiden nicht einfach weggezaubert werden, sondern dass Erfolge mit einer guten Portion eigener Arbeit verbunden sind. Die diesbezügliche Enttäuschung ist im Kurs greifbar. Neulinge unter den Therapeuten fragen sich dann mitunter, wie sie diese Erwartungen geweckt haben, ohne es zu merken. Die Erfahrung lehrt aber, dass regressive Strömungen jeder Therapie innewohnen und dass Therapeuten diese ständig »mitlesen« müssen. Es versteht sich von selbst, dass die Ergebnisse dieser Beobachtungen den Klienten nicht mitgeteilt werden dürfen. Da sie (wie wir sahen) unterbewusst laufen, würde eine Diskussion darüber zu diesem Zeitpunkt nur auf Unverständnis und Ärger stoßen.

3.2 Die Entscheidung für das passende Setting

Oft genug ist man in der Situation, sich als Therapeut mit einem vorgegebenen Setting arrangieren zu müssen. Institutionen geben einen gewissen Rahmen vor und erwarten, dass man sich danach richtet.

In der Privatpraxis kann man sich hingegen seine Arbeitsbedingungen aussuchen. Auf jeden Fall lohnt es sich aber, sich die Besonderheiten der verschiedenen Formen zu vergegenwärtigen, um entsprechend darauf reagieren zu können. Daher seien in der Folge die Vor- und Nachteile genauer beleuchtet.

3.2.1 Einzelsitzungen

Die kleinste Settingeinheit ist die Einzelsitzung: Ein Therapeut kümmert sich um einen Klienten. Er stellt sich ganz auf sein Gegenüber ein, beobachtet ihn bei seinen Übungen, schwingt mit dem Atem mit und modifiziert gegebenenfalls den einen oder anderen Teil je nach körperlicher Schwachstelle des Klienten.
Wer sich diese Szene vorstellt, kann förmlich spüren, wie persönlich, aber auch intim die ganze Situation ist. Daraus resultieren Vorteile, aber auch Fallen.

Zuerst die Vorteile:
- die individuelle Gestaltung,
- die Anpassung an das Lerntempo des Einzelklienten,
- die Möglichkeit von Wiederholungen,
- Rücksichtnahme auf unregelmäßige Dienstzeiten,
- Bearbeitung von Inhalten, die heikel oder »peinlich« sein können,
- Einsatz für Menschen, die Angst vor Gruppen haben,
- Entspannung für gruppenunfähige Klienten und
- für solche, die einen Therapeuten für sich allein haben wollen.

Schon diese einfache Aufzählung zeigt, dass es etliche zwingende Gründe für die Einzeltherapie gibt.
Nun die oben genannten Punkte noch etwas ausführlicher:
Wenn man sich auf einen Klienten individuell einstellen kann, ist es für diesen oft von großem Nutzen. So bekommt er eine absolut »maßgeschneiderte« Entspannungsform, die auf seine Probleme optimal Rücksicht nimmt. Vor allem die Erklärungen können ganz auf das Niveau eingestellt werden: Ein Universitätsprofessor hat mit Sicherheit andere Fragen und braucht andere Antworten als ein Arbeiter. Im Gegensatz zum Kurs, in dem man sich auf ein mittleres Niveau einrichten muss, kann man den Klienten im Einzelsetting viel besser gerecht werden.
Ganz ähnlich verhält es sich mit der Anpassung an das Lerntempo der Klienten. Wenn man auch das Programm nicht raffen soll, da der Körper viel langsamer als der Geist reagiert und normalerweise eine Woche Gewöhnungszeit für jeden Lernschritt braucht, ist es manchmal nötig, kürzere Abstände zwischen den Sitzungen einzuräumen. Dies ist vor allem dann notwendig, wenn unvorher-

gesehene (meist berufliche) Umstände nicht genügend Zeit für einen gewohnten Ablauf eines Kurses lassen. Würde man sich trotzdem an das probate Tempo halten, könnte der betroffene Klient eventuell nur das halbe Programm absolvieren (was ohne Zweifel schade wäre). Häufiger als eine Zwangsbeschleunigung ist der Fall der verlängerten Kursdauer. Sei es, dass eine Unterbrechung (Urlaub, Krankheit, Dienstreise etc.) nötig ist oder dass das persönliche Problem des Klienten ein Verweilen (mit allenfalls nützlichen Wiederholungen) an einem bestimmten Punkt notwendig macht – diese Rücksichtnahme ist in einem Gruppensetting jedenfalls nicht möglich.

Eine individuelle Gestaltung ist auch bei all jenen angebracht, deren Dienstplan es nicht erlaubt, zu den angebotenen Gruppensitzungen zu erscheinen. Damit wird den Bedürfnissen der Klienten Rechnung getragen, die unregelmäßige Arbeitszeiten haben, aber auch z. B. der Mütter, die nicht immer einen Babysitter zur Verfügung haben.

Nun gibt es auch Menschen, die generell Angst vor Gruppen haben, weil sie von sich wissen, dass es ihnen (bisher) unmöglich war, ausreichend Vertrauen zu »Fremden« zu entwickeln. Zwar wäre gerade für sie eine so sanfte Gruppentherapie (wie es eine Entspannungsgruppe ist) ein wunderbarer Einstieg in eine neue Erfahrung, aber bekanntlich kann man niemanden zu seinem Glück zwingen. Es ist daher ratsam, als Alternative auch Einzelsitzungen anzubieten.

Besonders wird dieses Angebot von Menschen ergriffen, die das (manchmal irreale) Gefühl haben, ihre Beschwerden seien peinlich und sollten daher aus einem Zweiersetting nicht hinausdringen. Bisweilen dreht es sich dabei um Sexualprobleme oder etwas abstruse Zwangsgedanken bzw. Zwangshandlungen. Wenn Wünsche nach besonderer Diskretion auch unbedingt zu akzeptieren sind, nehmen sich die Betroffenen die Chance, sich in einem geschützten Rahmen von diesem drückenden Geheimnis zu befreien. (Ich habe es schon oft erlebt, dass jemand sehr erleichtert war, als er stockend von dem »nahezu Unaussprechlichen« vorsichtig berichtete und an den Reaktionen von Gruppenleiter und Teilnehmern merkte, dass er gar nicht »so monströs« sei. Manchmal fanden sich einige andere, die die beschriebenen Symptome auch gut kannten

und das Gefühl vermitteln konnten, dass es sich nicht um etwas Außergewöhnliches handelte.)
Nun gibt es aber auch Klienten, denen man von sich aus nach reiflicher Überlegung Einzelstunden anbietet. Es sind jene, die man als gruppenunfähig einstuft. Einerseits sind da die Klienten, die einen solchen Rededrang haben, dass sie sich unmöglich mit der Beschränkung in einer Gruppe abfinden können, andererseits die abnorm in sich Gekehrten, Schizoiden, die weder vor anderen sprechen noch von den Beispielen anderer profitieren können, da die Mitteilnehmer von ihnen kaum registriert werden.
Schließlich ist es noch für schwer Verhaltensauffällige leichter, sich in einem Einzelsetting zurechtzufinden bzw. stören sie so auch keinen Gruppenprozess durch ihr skurriles Gehabe.
Als letzte Gruppe seien noch jene genannt, die sich einfach einen ganz persönlichen Therapeuten »leisten« wollen. Entweder sind sie so wohlhabend, dass das »Teilen« für sie gar kein Thema ist (haben sie doch auch ihren persönlichen Masseur, Trainer, Koch etc.), oder sie sind so prominent, dass sie nicht »angegafft« werden wollen.

Nun zu den Nachteilen:
Aus dem vorher Gesagten ergeben sich bereits zwei Punkte.
- die Honorarkosten sind in der Regel für Einzelsitzungen höher und
- es gibt keine Möglichkeit, an anderen Teilnehmern zu lernen, daher kann die eigene Leidensgeschichte auch nicht objektiviert werden. Es bleibt zwar das Gefühl (das durchaus viele mögen), einzigartig und unverwechselbar zu sein, aber auch jenes, sich nicht mitteilen zu können, abartig oder sonst wie »ungeheuerlich« zu sein.

Die folgenden Nachteile möchte ich verschärfend sogar Fallen nennen. Sie betreffen nicht nur den Klienten, sondern in hohem Maße auch den Therapeuten. Es sind vor allem drei:
- die mögliche Erotisierung,
- die vermehrte Regression und
- die größere Gefahr für Projektionen.

Im Kapitel über die sexuelle Erregung wird genauer auf das Szenarium eingegangen, das relativ leicht zu erotischen Gefühlen verführt. Die Situation ist schon von vornherein delikat, vor allem wenn der Therapeut dem Geschlecht angehört, das der Klient als sexuell interessant empfindet. Wenn sich eine Frau oder ein Mann allein in ein Zimmer begibt, in dem sich (je nach sexueller Ausrichtung) ein begehrenswertes »Objekt« befindet, ist der Weg zu Sexualfantasien nicht weit. Möglichst frei von Störungen, den Blicken anderer entzogen, machen die beiden dann »etwas«, das angeblich angenehm und körperlich entspannend sein soll. Wenn sich dann diese Frau oder dieser Mann noch vielleicht auf eine Couch oder Liege legt und Handlungen vollführt, die der andere mit sanfter Stimme vorschlägt, ist die Situation perfekt. Wenn in aufdeckenden psychotherapeutischen Verfahren diese Intimität manchmal dazu verhilft, auch heikle Themen anzusprechen, so kann sie gerade in der Entspannung zu mancherlei Missdeutungen verführen, die wieder große Verwicklungen auf der Beziehungsebene nach sich ziehen.

Die Regression ist ein besonderes Problem. Regression bedeutet Rückkehr zu früheren Gefühlen und Verhaltensweisen, die in der damaligen Zeit befriedigend waren. Damalig heißt: als noch alles gut war, als es noch keine Konflikte und Ängste gab, als noch jemand für einen sorgte. In Krisenzeiten (und in denen befinden sich grundsätzlich alle, die zu einer Entspannungstherapie kommen) neigt jeder Mensch dazu, in die Gefühle der vergangenen Zeiten zurückzugleiten. Man wünscht sich (regressiv), dass es noch einmal so sein möge wie in der Zeit, als die Mutter oder der Vater die Probleme aus dem Weg räumte und noch alles zur Bedürfnisbefriedigung da war. Diese paradiesische Zeit ist meist sehr früh in der Kindheit angesiedelt. Manche haben selbst das Säuglingsalter als sehr belastend erlebt und sehnen sich dann (meist unterbewusst) nach den konfliktfreien Zeiten im Mutterbauch, an das warme Wasser, das Schaukeln, den Rhythmus. Wer sich über diese Wünsche im Klaren ist, kann sie sich im Urlaub oder in der Kur erfüllen. Wer sich aber noch nicht so weit analysiert hat, wird es ganz »normal« finden, dass die Umwelt zur Bedürfnisbefriedigung da ist. Und da sind wir gleich bei der »Projektionsfalle«: Die meist unbefriedigten Wünsche an die erste Bezugsperson werden im gleichen Maßstab auf die Therapeuten projiziert. In sehr ansprüchlicher Weise wird erwartet, dass sie ausschließlich dazu da sind, als die alten Defizite des Klienten zu erfüllen. Ein regressiver Klient, der »wild vor sich hin projiziert«, also seine Wünsche nach Schutz, Konstanz, Wärme und Zuwendung ungefiltert auf den Therapeuten überträgt, wird zwangsläufig unzufrieden und enttäuscht sein. Denn es gibt nun einmal die Zeitbegrenzung der Sitzungen und innerhalb dieser wird ein Mensch mit einem großen Defizit sicher nicht »satt«.

Was hat aber all das mit der Einzelsitzung zu tun?

Nun: Die intime Atmosphäre eines Zweiersettings erinnert sehr leicht an die frühe Symbiose mit der Mutter. Durch diese Ähnlichkeit entsteht eine »Rutsche«, über die der Klient viel schneller in seine regressive Ansprüchlichkeit gleitet als in Gruppen. Wenn vielleicht noch ein mangelgeschulter Therapeut glaubt, dass es zu seinem Job gehöre, alle emotionalen Wünsche zu erfüllen, kommen die beiden in einen sehr unerfreulichen Clinch. Was immer der Therapeut macht – es ist niemals genug. Je nach Persönlichkeit des Klienten erntet er entweder stille Unzufriedenheit oder wüste Beschimpfungen. Dabei war »alles doch so gut gemeint«!

3.2.2 Kleingruppen

Unter Kleingruppe verstehe ich eine Gruppe, die maximal 10 Teilnehmer hat. Forschungen haben gezeigt, dass die ideale Gruppengröße bei 8 Mitgliedern liegt. Das ist die Anzahl, bei der jeder mit dem anderen in Kontakt ist. Niemand versinkt in Anonymität, denn bei höchstens 8 Mit-Klienten gibt es untereinander genug Anteilnahme. Vertrauen kann langsam entstehen, da das Gefühl wächst, dass man die anderen ein bisschen kennt. So gibt es keine »unbekannten Größen«. Jeder übt ein gewisses Maß an Kontrolle über die Vorgänge in der Gruppe aus. Das ist genauso wie in einer Familie, dem Ort, wo sich die größte Vertrautheit entwickeln kann.

Dieses ist mit Sicherheit die vorteilhafteste Kursform für gruppenfähige Menschen.

Auch meine Erfahrung über viele Jahre zeigt, dass die Klienten am meisten bei einer Gruppengröße von 6 bis 8 Teilnehmern profitieren. Sie haben genügend Zeit zur Verfügung, über ihre subtilen Erfahrungen mit der Entspannung zu berichten, und können eine

Antwort auf ihre persönlichen Fragen erwarten. 10 Teilnehmer sind notfalls noch akzeptabel, aber jeder, der mit dieser Gruppengröße arbeitet, wird merken, dass bei der üblichen Sitzungslänge von 90 Minuten irgend etwas zu kurz kommt. Da die Entspannung ihre fixe Zeit fordert, muss meist bei Erklärungen eingespart werden oder die Feedbackrunden werden knapper. Beides ist schade.

Die Vorteile liegen auf der Hand:
- sanfte Lernprozesse als Teil einer Gruppe,
- Realitätsanpassung durch bessere Eigen- und Fremdwahrnehmung,
- die Berichte von anderen Teilnehmern sind wirkungsvoller als die des Therapeuten,
- Austausch von Krisenbewältigungsstrategien,
- das Gruppengefühl spornt an und
- es ist preisgünstig.

Nehmen wir den häufigsten Fall an, dass die meisten Teilnehmer an einem Entspannungskurs vorher noch keine Erfahrungen mit einer Gruppenpsychotherapie gemacht haben. In einer sehr sanften und »leicht verdaulichen« Weise machen sie nun Bekanntschaft damit, Mitglied einer »Vielheit« und trotzdem einzigartig zu sein. (Es ist ja das Besondere der menschlichen Gruppe im Gegensatz zu Tieren oder Pflanzen, dass sie die Eigenschaft hat, eine Vielzahl sehr unterschiedlicher Teile zu umfassen.) Sich in eine Gruppe einzufügen und trotzdem seine Unverwechselbarkeit nicht zu verlieren, ist für manche eine nicht zu unterschätzende Einsicht.
In diesen Gruppen kommt es zu Beobachtungen, die das eigene Leid »statistisch« zurechtrücken. Wie wir schon bei der Einzeltherapie erörterten, machen sich viele Menschen falsche Vorstellungen über die Einzigartigkeit ihrer Störungen. Über die Wahrnehmung der Symptome der anderen Teilnehmer wird das eigene Problem relativiert: Man ist zwar nicht mehr so »exotisch«, dafür kann man von den Erfahrungen der anderen Leidensgenossen profitieren. Wer eine Krise bereits bewältigt hat und seine Strategien den anderen mitteilt, kann sehr hilfreich sein. Es ist erwiesen, dass diese selbsterlebten Tatsachenberichte der Betroffenen viel bereit-

williger aufgenommen werden als Empfehlungen der Therapeuten.
Schließlich gibt es noch einen Ansporn, der nur in einer Gruppe zu finden ist: Wenn jemand eine bestimmte Veränderung als Ziel erkannt und sie in der Gruppe ausgesprochen hat, fühlt er sich durch die anderen meist sehr angespornt durchzuhalten. Ob es nun der Vorsatz ist, sich mittels Entspannung das Rauchen abzugewöhnen, beim Chef um eine Gehaltserhöhung zu bitten, sich gegen die Schwiegermutter durchzusetzen oder abzunehmen – die anderen wissen nun um das Vorhaben und man will sich doch ihnen gegenüber nicht blamieren! Also wird alles getan, um schließlich einen Erfolg vorweisen zu können. Diese erhöhte Motivation ist ohne Zweifel ein großer Vorteil der Gruppe, denn wer ein Ziel erreicht hat, hat zumeist genügend Vertrauen in sich und in die Methode gefasst, um den nächsten Schritt anzugehen. Abgesehen vom erfreulichen Erfolg des Klienten können wir uns gar keine bessere Reklame wünschen.
Abschließend sei noch auf die meist bezahlbaren Honorare bei Gruppen hingewiesen.

Die Nachteile sind relativ gering:
- weniger Raum für individuelle Geschichten als in der Einzeltherapie und
- man kann sich ein bisschen »verstecken«.

Natürlich kann man nicht die eigene Leidensgeschichte so detailliert besprechen wie in der Einzeltherapie. Dafür würde die Zeit nicht reichen. Und wer nicht wirklich offen sein will, den kann man als Therapeut auch nicht dazu nötigen. Wenn sich ein Klient hinter mehr oder weniger aussagelosen Floskeln verstecken will, so kann er das. Dieser Nachteil wird aber von manchen ängstlichen Klienten als ausgesprochener Vorteil angesehen: Sie wissen, dass ausschließlich sie das Maß dessen bestimmen, was sie in die Gruppe einbringen wollen.

3.2.3 Großgruppen

Unter Großgruppen verstehe ich Gruppen von 11 Teilnehmern und mehr. In dieser Gruppengröße leiden alle daran, dass es unmöglich ist, angemessenes Feedback zu geben. Man kann sich leicht ausrechnen, wie viel Zeit für jeden Einzelnen, abzüglich der erklärenden Kurzreferate und der Entspannungszeit, bleibt. Ist die Zeit zu kurz, um vernünftig auf jeden einzugehen, sollte man es lieber gleich lassen. Bevor in den Sitzungen die paar restlichen Minuten von zwei, drei Vielrednern blockiert werden und die anderen zwischen Langeweile und Ärger schwanken, ist es zweckmäßiger, die Erklärungen auszuweiten. Der Kurs hat dann mehr den Stil eines Vortrages. Er ist selbstverständlich in seiner Qualität ganz anders als die vorher genannten Settingfomen, da er für den Einzelnen viel mehr an der Oberfläche bleibt.

Ein weiteres wesentliches Kennzeichen einer Großgruppe ist die Unmöglichkeit der Entstehung eines »Wir-Gefühls«. Die Gruppe besteht im Grund aus einer größeren Anzahl von »Einzelkämpfern«, die sich alle im gleichen Raum befinden. Für sie gilt nicht, dass sie alle am gleichen Strang ziehen müssen, damit ein »guter« Entspannungskurs entsteht: liebevoll, diskret und vertraut. Es ist in Großgruppen sehr schwierig bis unmöglich, eine Schweigepflicht durchzusetzen (zumindest wird sie nicht wirklich ernst genommen). Dies wäre aber eine Grundvoraussetzung für wachsendes Vertrauen. Wesentliche neue Erkenntnisse oder innere Vorgänge werden aus diesem Grund auch nicht erzählt. Falls doch einmal jemand etwas sehr Persönliches berichtet, kann man als Therapeut vermuten, dass es sich eher um einen »Selbstdarstellungs-Profi« handelt als um jemanden, der eben eine tiefgehende Erkenntnis hatte. Es ist auch nicht zu erwarten, dass echtes Interesse an Persönlichem von Seiten aller vorhanden ist. Die Gruppendynamik, mit der man rechnen muss, ist daher eine spezielle. Es wäre falsch, von den eventuell gemachten Erfahrungen in einer Kleingruppe oder Einzeltherapie auf die Großgruppe zu schließen und dann als Therapeut enttäuscht zu sein, wenn keines der manchmal berührenden Erlebnisse zustande kommen will.

Ich persönlich würde zu einer Veranstaltung in der Großgruppe nicht Therapie, sondern »Vortragsreihe mit Entspannungskostproben« sagen. Für mich gehört zur Therapie unbedingt der enge Kontakt des Klienten zum Therapeuten, der ihn auf seinem Heilungsweg begleitet und anleitet. Alles andere könnte man genauso gut aus einem Buch erfahren.

Trotzdem gibt es zumindest zwei Vorteile:
- die große Breitenwirkung der Information und
- der geringe Kostenaufwand.

Wer eine bestimmte Methode »unters Volk« bringen möchte, tut gut daran, sie in Großveranstaltungen vorzustellen. Wenn man Optimist ist, kann man sich dabei der Hoffnung hingeben, dass sich manche Menschen in der Folge so dafür interessieren, dass sie vielleicht später eine effektivere Form wählen (es wäre zweckmäßig, etwas Derartiges gleich mit anzubieten).

In Kurheimen, Krankenhäusern und größeren Firmen ist meistens nicht mehr Offenheit als in einer Großgruppe zu erwarten. Überall, wo Menschen den ganzen Tag miteinander verbringen, müssen sie ihre Intimsphäre schützen. Dazu gehört auch, dass nicht zu viel vom Innenleben preisgegeben wird. Wo also nicht mehr zu erwarten ist, kann man auf dem (berechtigten) Standpunkt stehen, dass man eben das Beste aus der Situation machen muss: Eine fundierte Information ist ohne Zweifel besser als gar keine.

Der zweite Vorteil ist die Kostenfrage: Entweder übernimmt eine Institution die Bezahlung (bzw. der Therapeut ist dort angestellt) oder das Honorar für den Einzelnen wird aufgrund der hohen Teilnehmerzahl ziemlich gering. Dadurch ist der Entspannungskurs auch für Menschen mit niedrigem (oder keinem) Einkommen erreichbar. Das ist für diese Benutzergruppe sehr erfreulich. Erwiesenermaßen haben die niedrigen Kosten aber eine negative Auswirkung auf die Motivation. Deshalb steht dieser Punkt gleich noch einmal da – als erster der Nachteile.

Die Nachteile sind also:
- die Entspannungstherapie ist billig bis kostenlos,
- in dieser Form sind die meisten Abbrüche und eine entsprechend schlechte Reklame zu verzeichnen,
- es gibt keine Möglichkeit zur individuellen Stützung der Motivation,
- es gibt keine Möglichkeit des Austauschs und der Rückmeldung und
- jeder Teilnehmer ist fast anonym.

Wenn etwas wenig kostet, ist es wenig wert – so ist die Meinung vieler Menschen. Es hat sich daher in vielen Untersuchungen he-

rausgestellt, dass die sozialen Billigtarife leider zu schlechten Erfolgen führen. Offenbar stützt ein angemessener finanzieller Beitrag die Motivation, sich mit einem Thema wirklich auseinander zu setzen und auch bis zum Ende durchzuhalten. Dort, wo man nichts bezahlt hat, verliert man auch kein Geld, wenn man nicht hingeht. Stunden in unverhältnismäßig hoher Zahl werden versäumt, wenn das Wetter schlechter ist oder die Zeit knapper wird. Wer zweimal gefehlt hat, bricht auch leicht ab. Bedauerlicherweise sind die Abbrecher keine gute Reklame für eine Methode (selbst wenn die Methode nichts dafür kann). Die Ex-Teilnehmer erzählen zumeist nicht, dass die Gruppe zu groß war und die Kosten zu gering, sondern sie berichten anderen, dass sie es probiert hätten, aber keinen Erfolg sehen konnten. Die Betroffenen hätten unbedingt eine individuelle Stützung ihrer Motivation während mancher Kursengpässe gebraucht, aber in der Großgruppe ist das leider unmöglich. Der differenzierte Austauch der Erfahrungen, der über einige oberflächliche Statements (wie etwa, dass »es funktioniert« oder auch nicht) hinausgeht, ist höchstens stichprobenartig möglich. Durch die Anzahl der Teilnehmer kann sich jeder hinter Anonymität verstecken und die Chance, eine Rückmeldung für kleine und kleinste Beobachtungen zu bekommen, ist nicht gegeben.
In der Besprechung der verschiedenen Settingmöglichkeiten wurde meine persönliche Präferenz sicher schon klar. Ich möchte es aber noch einmal betonen: Die Erfahrung hat gezeigt, dass die Lerneffekte in der Kleingruppe entschieden die besten waren. Wenn auch einige Gründe der Klienten manchmal für eine andere Form sprechen, so ist die Gruppe (bis maximal 10 Teilnehmer) meine Form der Wahl. Ich empfehle sie daher sowohl Klienten als auch neuen Entspannungstherapeuten.

3.3 Äußere Bedingungen

Um der Entspannungstherapie gute Voraussetzungen bieten zu können, sollten einige Punkte beachtet werden. Es ist mir klar, dass es sich dabei um Zielvorstellungen handelt, denn nicht immer ist es möglich, die Bedingungen variabel zu gestalten. Wie schon gesagt: Gerade in Institutionen wie Krankenhäusern, Beratungsstellen oder Firmen muss man sich oft mit dem zufrieden geben, was man vorfindet. Gehen wir aber davon aus, dass es in Ihrer Macht steht, den optimalen äußeren Rahmen für ein Entspannungstraining zu schaffen.

3.3.1 Der Rahmen für die Einzeltherapie

Wenn Sie die Gelegenheit haben, dann wählen Sie für die Einzeltherapie einen kleineren Raum, der schon durch seine Dimension ein Gefühl der Geborgenheit vermittelt. Sowohl für die Einzel- als auch für die Gruppentherapie gilt die Notwendigkeit der Abschirmung: Es muss gewährleistet sein, dass niemand (auch kein Kollege) zwischendurch hereinkommt und dass nicht im gleichen Raum das Telefon läutet. Nötigenfalls muss man ein Hinweisschildchen an die Tür hängen oder das Telefon umleiten. Der Raum selbst sollte eine Möglichkeit für ein Gesprächssetting für das Vor- oder Nachgespräch haben. Man benötigt also einen Tisch (um allenfalls schreiben zu können) und zwei Sessel. In seinem Sessel wird der Klient in der Folge auch manchmal üben. Trotzdem wäre es gut, wenn es auch eine Liegegelegenheit (Couch, Liegestuhl etc.) gäbe, um die Entspannungsübung in dieser Position auszuprobieren. Dazu braucht man noch mindestens ein Kissen sowie mehrere dünne Decken. Klienten mit verschiedenen Beschwerden können sich so ihren Liegeplatz variabel einrichten. Manche brauchen eine Unterstützung im Kreuz oder unter den Kniekehlen, da sie sonst Schmerzen bekommen.

Gerade bei der Einzeltherapie ist es besonders wichtig, eine dünne Decke (oder im heißen Sommer ein Leintuch) zum Zudecken zu haben. Die intime Atmosphäre eines Zweiersettings kann vor allem im Liegen für manche Klienten so bedrohlich sein, dass eine Decke eine schützende Schicht für sie bildet. So ist ihr Körper auch nicht den Blicken des Therapeuten schutzlos ausgesetzt. Viele Klienten nehmen dieses Angebot gerne wahr. Sofern der Raum beleuchtet werden muss, wäre es günstig, für die Entspannungsphase ein gedämpftes Seitenlicht zu haben. Es ist einerseits bereits ein Signalreiz für die Entspannung, andererseits wird dadurch der Klient nicht durch zu helles Licht beeinträchtigt.

Während des Gesprächs ist aber ein normal helles Licht angebracht, denn nun geht es um Überlegungen, Klarheit und Wachheit. Das hat sein Zeichen auch in der anderen Beleuchtung. Den gleichen Effekt kann man bei Tageslicht auch durch zugezogene und dann wieder geöffnete Vorhänge erreichen. Vorsicht ist allerdings dabei geboten, wenn es irgendwelche Anzeichen einer erotischen Spannung zwischen Klient und Therapeut gibt. Jede Maßnahme, die das Gefühl der Heimlichkeit (wie zugezogene Vorhänge etc.) verstärkt, ist im eigenen Interesse zu vermeiden.

3.3.2 Der Rahmen für die Gruppentherapie

Der Gruppenraum sollte so groß sein, dass alle Teilnehmer gleichzeitig liegen können, bzw. sollte die Gruppengröße so klein gehalten werden, dass ein Liegen für alle im gegebenen Raum möglich ist. Auf jeden Fall braucht man aber genügend Sessel. Es wäre optimal, wenn es verschiedene Arten gäbe, damit einerseits unterschiedliche Sitzgelegenheiten ausprobiert werden können, andererseits auch Menschen mit besonders kurzen oder langen Beinen bzw. stark Übergewichtige »ihren« idealen Sessel finden können. Bei kurzen Beinen kann man nötigenfalls auch eine zusammengelegte Decke unter die Füße schieben, um trotzdem einen guten Bodenkontakt zu erlangen. Lose Sitze ermöglichen in jedem Fall, dass sich die Klienten den für sie richtigen Abstand zu ihren Nachbarn »zurechtrücken«. Man sollte den Einfluss dieser Tatsache nicht unterschätzen. Nichts irritiert unterschwellig so sehr wie eine nicht passende (also zu große oder zu kleine) Distanz.
Für das Trainieren im Liegen eignet sich am besten ein Stapel leichter Matratzen, die im Raum verteilt werden können, oder eine genügende Anzahl dicker Decken, die man (vielleicht gefaltet) auf den Boden legen kann. Wenn es genügend Platz gibt, so ist es sehr von Vorteil, wenn sich die Klienten ihre ganz persönlichen Bedingungen schaffen können, um sich optimal zu entspannen. Jeder hat besondere Vorlieben für sein Gefühl der Geborgenheit. Mancher braucht eine dunkle Ecke, ein anderer den Platz bei der Tür. Einer ist gerne in der Nähe des Therapeuten und wieder ein anderer möglichst weit weg. Mancher vergräbt sich unter einem Berg von Decken und ein zweiter liegt gerne gut sichtbar in der Mitte des

Raumes. Um allen Wünschen gerecht zu werden, sollte es reichlich Kissen und dünne Decken zum Ausgleichen und Zudecken geben. Alles andere ist genauso wie in der Einzeltherapie: die unterschiedlichen Lichtverhältnisse durch Lampen oder Vorhänge und die Möglichkeit, sich von Störungen aller Art fernzuhalten.
Manche Therapeuten schätzen den Einsatz beruhigender Musik vor der Gruppensitzung oder zu Beginn der Entspannung. Für diesen Zweck lohnt es sich, einen guten Kassettenrecorder oder CD-Player zu beschaffen. Grundsätzlich sind diese Mittel in der Gruppentherapie leichter einsetzbar, da durch die Anzahl der Klienten keine Gefahr einer unterschwelligen Erotisierung und aller dazugehörigen Missverständnisse besteht. Es ist daher weniger diesbezügliche Vorsicht nötig.

3.3.3 Der Umgang mit Geräuschen

Geräusche, die sich in einem mittleren Bereich bewegen, haben erfahrungsgemäß den Wert, den man ihnen einräumt. Sie sind daher etwas zutiefst Subjektives. Es gibt Menschen, die sich auch von einem hohen Lärmpegel nicht gestört fühlen, und andere schrecken selbst bei kleinsten Geräuschen auf. Dieses Phänomen hat nur zum Teil etwas mit Nervenstärke zu tun. Viel eher kommt dabei ein Erziehungs- und Gewohnheitsfaktor zum Tragen, der sich schon in frühester Kindheit ausbildete.
Forschungen zeigten, dass Angehörige von Volksgruppen, die häufig auf engem Raum leben (wie Araber oder Japaner), eine Fähigkeit entwickelt haben, sich auch in Gesellschaft anderer Leute innerlich abzuschotten, wenn sie es brauchen. Auch ohne schützende Mauer dringt kein störender Laut in ihr Bewusstsein, sobald sie sich in sich zurückziehen. Wir westlichen Menschen haben indessen gelernt, dass wir eine Tür hinter uns zumachen müssen, um uns wirklich ungestört und »privat« zu fühlen. Diese Muster prägten sich bereits während unserer frühen Sozialisation aus und sind im späteren Leben nur durch bewusstes Umlernen veränderbar. Das ist vermutlich einer der Gründe, warum wir Europäer und Amerikaner so leicht reizüberflutet und von widrigen Außenbedingungen gestresst sind.

Nun haben wir aber nicht immer eine Tür oder Mauer, die uns Schutz bieten kann. Es ist daher notwendig, mittels Entspannung manchmal eine unsichtbare Schutzschicht zwischen sich und der Umwelt zu errichten. Das kann nur über die Ab- oder Umwertung der Geräusche gehen. Es lässt sich trainieren, die unvermeidbaren Laute des Alltags abrücken zu lassen, indem man zu Beginn der Entspannung die Formulierung »Außengeräusche ganz gleichgültig!« innerlich (möglichst zweimal) vorsagt. Sie werden merken, wie »blass« die Geräuschkulisse sehr schnell wird.
Ich habe immer wieder die Erfahrung gemacht, dass selbst Telefonläuten im Nebenzimmer, der hämmernde Nachbar und die spielenden Kinder im Hof so unwichtig werden, dass viele Klienten berichteten, sie hätten es gar nicht wahrgenommen.
Wenn allerdings der Lärm ein erträgliches Maß übersteigt (wie etwa ein Presslufthammer vor dem Fenster oder eine voll aufgedrehte Musikanlage) und vielleicht auch noch mit körperlich spürbaren Schallwellen begleitet ist, so wird auch die beste Entspannungssitzung sehr erschwert. Sofern man die Bedingungen nicht ändern kann, ist es in diesem Fall einfacher, man wartet auf etwas ruhigere Zeiten.

3.4 Der richtige Therapeutenplatz

Das Auffinden des passenden Therapeutenplatzes ist ein schwieriges Unterfangen, für das man Zeit und Fingerspitzengefühl benötigt. Möglicherweise wird man seinen Platz auch einige Male ändern müssen, um endlich zu merken: Jetzt bin ich richtig!
In Anbetracht dessen, dass oft ein beliebiger Platz gewählt wird, werden Sie mich fragen: »Warum ist denn das so schwierig?«
Nun – es gilt einige Aspekte unter einen Hut zu bringen, und das ist erfahrungsgemäß nicht so einfach.
Zunächst einmal sei festgehalten: Wenn der Therapeut auf einem Platz sitzt, auf dem er sich wirklich wohl fühlt, dann ist er gut »geerdet«, selbst relativ entspannt und kann daher die Entspannung optimal vermitteln. Wenn aber diverse räumliche Umstände verunsichernd wirken, dann werden sie (neben der Spannung, die

von einer neuen Gruppe ausgeht, der vielleicht mangelnden Routine oder Klientenproblemen) verhindern, dass die Entspannung glaubhaft und echt ist. Nur wenn sich der Therapeut selbst geborgen fühlt, kann er die nötige Geborgenheit vermitteln, die immer spürbar mitschwingen wird.
Sehen wir uns nun im Einzelnen die bestimmenden Faktoren an:

- der Einfluss der Lichtverhältnisse,
- die Platzierung im Raum,
- die Sitzhöhe,
- die variable Distanz und
- die Energieströme.

3.4.1 Der Einfluss der Lichtverhältnisse

Die Lichtverhältnisse in einem Raum sind abhängig von den jeweiligen Lichtquellen. Ist der Übungsraum gleichmäßig durch Lampen ausgeleuchtet, so ist es vermutlich diesbezüglich gleichgültig, wohin man sich setzt. Scheint aber Tageslicht durch Fenster auf einer Seite, gibt es schon ganz persönliche Präferenzen, die jeder für sich selbst ermitteln muss. Mancher liebt es, seinen Blick hinaus in die Weite schweifen lassen zu können, und nimmt dafür den Nachteil in Kauf, bisweilen durch das Licht geblendet zu werden. Für einen anderen ist es außerordentlich wichtig, die Lichtquelle im Rücken zu haben. Die Gesichter und Körper der Entspannungsklienten sind gut ausgeleuchtet und man kann selbst subtile Reaktionen bei ihnen gut wahrnehmen. Man selbst bleibt allerdings eine Art »Schattenriss« (was manche vielleicht auch schätzen). Vor allem Therapeuten mit empfindlichen Augen sollten sehr sorgsam mit der Wahl der Lichtquellen umgehen, da sich eine permanente Irritation in ihrer Befindlichkeit und ihrer Ausstrahlung mit Sicherheit auswirken.

3.4.2 Die Platzierung im Raum

Wenn es um die Platzierung im Raum geht, hat jeder Therapeut in der freien Praxis einen wesentlichen Heimvorteil: die bereits vollzogene Gewöhnung an den Raum. Die Praxis wurde nach dem eigenen Geschmack eingerichtet und ist daher reich mit »Ankern« bestückt, die der »Hausfrau« oder dem »Hausherrn« ein Gefühl

der Sicherheit und Geborgenheit vermitteln. (Man sollte nicht vergessen, dass Patienten zusätzlich zu ihren aktuellen Problemen noch jene haben, sich in ganz ungewohnten Räumen zurechtfinden zu müssen. In einer so sensiblen Situation, in die man sich begibt, um Entspannung zu lernen, ist das nicht zu unterschätzen.)
Im vertrauten Rahmen der freien Praxis können Sie als Therapeut in Ruhe ausprobieren, ob Sie lieber in der Nähe der Tür (und eventuell ihr den Rücken zukehrend) oder in der entgegengesetzten Ecke Platz nehmen wollen. Sie können ausloten, ob eine Wand oder ein Winkel in ihrem Rücken besser für Sie ist. Probieren Sie aus, ob Sie lieber (frontal) alle Teilnehmer sehen wollen oder ein Platz im Kreis eher Ihren Wünschen entspricht. (Die meisten Therapeuten finden es jedenfalls sehr unbehaglich, wenn in einer großen Gruppe aus Platzmangel auch Teilnehmer hinter ihnen sitzen – was bei guter Planung durchaus zu verhindern ist.)
Wenn Sie nicht die Möglichkeit haben, in freier Praxis das passende Setting schon vorzubereiten, sondern wenn Sie in fremden Räumen in einer Institution Entspannung vermitteln sollen, so ist es sehr anzuraten, sich schon im Voraus Gedanken über »Ihre« Bedingungen zu machen. Wer weiß, was er will, kann sehr oft blitzschnell den Raum so umstrukturieren, dass er zumindest ihre Basisanforderungen bezüglich Lichtquelle und Platzierung im Raum einigermaßen erfüllt.

3.4.3 Die Sitzhöhe

Ebenso sinnvoll wie die Überlegungen zur Sitzordnung in der horizontalen Ebene des Raumes sind jene über die vertikale Richtung: die Sitzhöhe. Optimalerweise haben Klienten in einem Entspannungskurs die Möglichkeit, verschiedene Höhen einzunehmen. So gibt es manchmal Sessel, Liegen, Couchen und Matratzen, die wahlweise benützt werden dürfen. Daher ist die Höhendistanz zum Sessel des Therapeuten auch unterschiedlich. Ich habe die Erfahrung gemacht, dass es während der Entspannungsperiode, in der die Klienten mit geschlossenen Augen ganz bei sich sind, unerheblich ist, wie weit oben oder unten der Therapeut sitzt. Im Allgemeinen wird nur seine Stimme dabei wahrgenommen. In der Phase des Gesprächs vorher oder nachher vermitteln unterschiedliche Höhen aber unterschiedliche Gefühle. Ein räumliches »Von-oben-herab« verstärkt das hierarchische Gefüge, das dieser regressiven Situation der Entspannung sehr leicht innewohnt. Es ist nach Tunlichkeit zu vermeiden. Klienten, die weiter unten als der Therapeut sitzen, neigen (meist ohne es zu merken) einerseits zum hilflosen Jammern, andererseits zum Delegieren ihrer Probleme an den Therapeuten. Auch alle anderen Übertragungsphänomene, die ihrer Eltern-Kind-Beziehung entspringen, können sich still und leise einschleichen, und ehe man es bemerkt, ist man Mitspieler in irgendeinem Beziehungsdrama, dessen Spielregeln man nicht kennt. Das wäre in der Psychotherapie durchaus ein Anlass, um daran gemeinsam zu arbeiten. Im Entspannungskurs ist aber in der Regel kein Platz dafür.

Betrachten wir noch den umgekehrten Fall: Nehmen wir an, es gibt eine Sorte Stühle für die Klienten, die alle gleich hoch sind, und einen speziellen Therapeutensessel (vielleicht einen besonders geformten, in dem der unter Rückenschmerzen leidende Therapeut gut den ganzen Tag übersteht), der etwas niedriger ist. Wenn Sie sich das bildlich vorstellen, können Sie sich sicher gut ausmalen, was das Aufschauen zu einem einzelnen oder mehreren Klienten im Therapeuten auf Dauer für Gefühle erweckt. Ohne Zweifel haben auch Sie Ihre Eltern-Übertragungsgeschichten, und die sind nicht immer positiv. Darüber hinaus erschwert der erhobene Blick Ihr sicheres und kompetentes Auftreten. Probieren Sie es aus – nicht im nächsten Kurs, sondern in einer unverfänglichen Gesprächsrunde!

3.4.4 Die variable Distanz

Die räumliche Distanz zum nächsten Anwesenden im Raum ist eine zutiefst persönliche Größe, die von Kultur zu Kultur sehr differiert. Jeder Mensch versucht ein unverletzliches Revier um sich herum abzugrenzen. Bewohner eng besiedelter Räume (wie etwa in Japan oder Hongkong) machen das anders als solche aus weiten, menschenleeren Landschaften (wie z. B. aus Lappland). Auch die Vorstellung, wie groß diese Zone sein muss, ist sehr unterschiedlich. Es lässt sich daher kein verbindliches Rezept für eine optimale Distanz geben. Als Therapeut sollten Sie daher unbedingt ermitteln, wie viel Raum Sie um sich brauchen, um sich gut und sicher zu fühlen. Dieser »Schutzraum« betrifft sowohl Ihr Setting in der Einzeltherapie als auch jenes in der Gruppe, und Sie sollten strikt auf Einhaltung achten. In jedem Fall ist es angebracht, dass ein Klient von sich aus die Distanz noch vergrößern kann, indem er seinen Sessel noch etwas abrückt, wenn er es braucht. Niemals sollte einem Klienten aber gestattet werden, in Ihre persönliche Schutzzone einzudringen. Mit dem freundlichen, aber klaren Hinweis »Ich brauche Platz!« sind meistens solche »Annäherungsversuche« zu stoppen.

3.4.5 Die Energieströme

Zu guter Letzt noch ein etwas strittiges Thema: Die Energieströme, die dem menschlichen Auge verborgen, aber dennoch in einem Raum vorhanden sind. Da dieses Buch nicht von Erdstrahlen handelt, möchte ich mich sehr kurz fassen. Die Kundigen unter Ihnen wissen, wie man mutet und so den optimalen Platz ermittelt. Alle anderen möchte ich ermuntern, sich einmal Zeit zu nehmen und an einem oder mehreren Tagen die zur Verfügung stehenden Räume »auszufühlen«. Ihr Körper ist das beste Instrument. Setzen Sie sich an unterschiedlichen Plätzen hin und bleiben Sie eine Zeit lang dort. Sie können dabei auch in einem Buch blättern, etwas Anspruchsloses lesen, meditieren oder einfach nur sitzen. Nach einer (von Ihnen vorgegebenen) Zeitspanne überprüfen Sie Ihr Befinden. Sie werden spüren, dass es Plätze gibt, auf denen man sich recht gut konzentrieren kann, und andere, die einen blitzschnell unnatürlich ermüden lassen. Sie werden sich an mancher Stelle gelassen und ganz bei sich fühlen und an anderer sonderbar nervös und zerrissen. Und es gibt auch neutrale Stellen ohne besondere Merkmale. Ohne irgend etwas über Erdstrahlen zu wissen, haben Sie nun eine Anzahl verschiedener Qualitäten zur Verfügung. Wählen Sie nun einfach das für Sie Beste aus!

All die genannten Faktoren stets zu berücksichtigen ist, wie Sie nun sehen, gar nicht so einfach. Natürlich hat man auch nicht immer die Möglichkeit, sich den »maßgeschneiderten« Platz zu reservieren. Aber das Wissen um die vielfältigen Einflüsse des

Raumes verhindert, dass Sie sich selbstschädigend einen Ort für Ihre therapeutische Arbeit aussuchen, der ganz gegen Ihre Natur ist.

3.5 Die Persönlichkeit des Therapeuten

Um die Entspannung effektiv einzusetzen und bei den Klienten glaubhaft zu sein (nicht zu wirken), sollten einige Bedingungen beim Therapeuten erfüllt sein, die zum Teil von der Natur gegeben, zum anderen Teil erworben sind. Deshalb wollen wir uns seiner Persönlichkeit, seiner Sprache und der allgemeinen Gesprächsatmosphäre, die von ihm gestaltet wird, zuwenden.

Viele Angehörige der Therapeutengilde (vor allem in den Ausbildungsgesellschaften) haben sich die Frage gestellt, ob es Persönlichkeitsfaktoren gibt, die sich günstig darauf auswirken, ob jemand ein guter und erfolgreicher Therapeut ist. Diese Überlegungen drehen sich auch um den Versuch einer Antwort auf die Frage: Gibt es den »geborenen« Therapeuten oder wieweit sind alle nötigen Eigenschaften erlernbar? Bekanntlich ist das eine sehr schwierige Frage, die niemals schlüssig beantwortet werden kann.

Welche Fähigkeiten erweisen sich nun aus meiner Erfahrung für den Therapeuten als günstig?

3.5.1 Ruhe

Zuerst ist es gerade für den Entspannungstherapeuten wichtig, ein gewisses Maß an Ruhe auszustrahlen. Hektische Therapeuten vermitteln zwar den Klienten den Eindruck, dass sie persönlich gut Bescheid wissen, wenn sie von Nervosität sprechen, sind aber sonst der Entspannung nicht förderlich. Wir wissen alle aus eigener Erfahrung, dass Unruhe ansteckend wirken kann und dass daher der Effekt in den Übungsstunden außerordentlich gering ist. Es empfiehlt sich daher (auch aus diesem Grund), dass der Entspannungstherapeut seine eigene Methode wirklich gut beherrscht und gegebenenfalls vor einem Kurs eine Kurzentspannung macht. Es kann selbstverständlich immer vorkommen, dass man vorher eine sehr kraftraubende Arbeit hatte (z. B. eine belastende Einzeltherapiestunde, ein unangenehmes Telefongespräch etc.), aber hier zeigt sich die Meisterschaft im System »Halten und Loslassen«. Sie üben ihr schnelles und flexibles Umschalten und gehen mit Ruhe auf Ihre nächsten Klienten zu.

3.5.2 Kompetenz

Es ist für die Bildung einer vertrauensvollen Beziehung sehr wichtig, dass der Klient spürt, dass er sich in die Obhut eines kompetenten Therapeuten begeben hat. Gerade für die vielen Ängstlichen, die sich der Entspannung zuwenden, ist es wesentlich, eine feste Basis zu spüren. Nun: Kompetenz lässt sich nicht spielen, sie kann nur erworben werden. So verleihe ich meiner Hoffnung Ausdruck, dass sich auch Einsteiger wenigstens einiges Wissen angelesen bzw. mit Tonband oder Kollegen geübt haben, bevor sie sich an Klienten herantrauen. Wenn Sie aber einmal auf eine Frage keine Antwort wissen, dann scheuen Sie sich nicht davor zu versprechen, sich bis zum nächsten Mal genau zu erkundigen. Ich denke, dass es besser ist, dazu zu stehen, nicht allwissend zu sein, als eine wahllose, »gemogelte« Antwort zu geben.
Darüber hinaus: Ein guter Therapeut ist niemals »fertig«. Die Beendigung einer Ausbildung ist nicht das Ende eines Lernvorganges, sondern nun beginnt das selbstständige Sammeln von Erfahrung in einem »ewigen« Prozess. Keine noch so ausführliche Ausbildung kann auch nur annähernd die vielfachen Problemsituationen anführen, die wir durch die unterschiedlichen Lebensgeschichten unserer Klienten erfahren.

3.5.3 Achtsamkeit, Konzentration und Aufmerksamkeit

Achtsamkeit bedeutet Offenheit für alle möglichen Vorgänge, die sich in der Therapie oder im Entspannungskurs bieten. Dazu bedarf es einer guten Beobachtungsgabe und der Fähigkeit, möglichst viele Details wahrzunehmen. Diese Details können von sehr verschiedener Art und Qualität sein. Dazu gehören die verbalen und nonverbalen Botschaften der Klienten wie Stimme, Ausdruck, Gestik, Mimik und Körpersprache. Selbst in der Entspannungsphase sollte man die Klienten immer wieder kurz beobachten, um ihre körperlichen Eigenarten zu registrieren. So sieht man, wo die

Spannungen besonders sitzen, wie z. B. bei Stirnfalten oder hochgezogenen Schultern. Die Achtsamkeit auf diese sehr aussagekräftigen Eigenheiten der Klienten lässt sich sicher mit der Zeit schulen und verbessern. Doch es wäre sehr von Vorteil, wenn eine generell hohe Wahrnehmungsfähigkeit bei potentiellen Entspannungstherapeuten vorhanden wäre. Mitunter kann diese Tatsache als Auswahlkriterium gelten.

Konzentration hat normalerweise etwas mit Ausgrenzung zu tun. In dem Maße, in dem man sich auf eine Sache oder einen Vorgang einstellt, blendet man alles Störende rundherum aus. Wenn man seine Augen auf ein Wort in einem Buch richtet, sind gleichzeitig alle anderen verschwommen.

Nun gibt es aber noch eine andere Art von Aufmerksamkeit. In der Fachliteratur wurde sie »Konzentration, die nichts ausgrenzt« oder als »freischwebende Aufmerksamkeit« bezeichnet. Sie ist eine Form sehr wacher Offenheit, in der die Sinne so viel wie möglich aus der Umgebung aufnehmen. Diese Eindrücke werden erst einmal gespeichert ohne sie gleich zu analysieren. Sie kommen sozusagen in eine Vorratskammer, bereit für einen späteren Abruf. Genauso handelt man, wenn man in einem unbekannten Land über den Marktplatz geht: Man saugt alle Farben und Formen, Gerüche und Geräusche förmlich in sich auf. Auch für die Stimmung hat man einen unsichtbaren »Empfänger«. Alle Sinneskanäle sind offen und sammeln Informationen.

Dieses ist die Art der Aufmerksamkeit, die man unbedingt in der Gruppentherapie braucht. Ist schon die Wachsamkeit äußerst gefordert, wenn man in der Einzeltherapie sowohl verbale als auch nonverbale Äußerungen des Klienten, die momentan herrschende Stimmung sowie die eigene innere Reaktion wahrnehmen soll, so kommt in der Gruppe noch einiges dazu. Man hat es nun mit einem ganzen Netzwerk von Beziehungen und Wirkungen zu tun. Beide Sorten der Aufmerksamkeit, die fokussierte und die frei schwebende, sind erwiesenermaßen zu perfektionieren. Jeder, der viel mit Menschen Umgang hat, tut gut daran, sich diese Fähigkeiten zuzulegen. Ein Psychotherapeut sollte jedenfalls das schnelle Umschalten von einer Qualität in die andere üben. Geht es doch vor allem in der Gruppe darum, sich auf eigene oder fremde Worte zu konzentrieren und dazwischen immer wieder die kleinen unbewussten und diskreten Botschaften der Teilnehmer zu registrieren. Nur so ist gewährleistet, dass man nicht von einer übersehenen Gruppendynamik überrascht wird.

3.5.4 Respekt

Eine wesentliche Forderung an einen Therapeuten ist jene, seinem Gegenüber, dem Klienten, mit Respekt zu begegnen. Der Mensch in seiner unverwechselbaren Einmaligkeit ist auch als Leidender ein »Wunderwerk«. Er hat es auf jeden Fall verdient, taktvoll behandelt zu werden. Eigentlich sollte es eine Selbstverständlichkeit sein, auch einfachen oder eigentümlichen Klienten Respekt zu zollen. Ich habe aber leider schon so häufig in verschiedenen Institutionen eine menschenverachtende Haltung erlebt, dass es mir wichtig erscheint, diesen Punkt zu betonen.

3.5.5 Toleranz

Toleranz ist mit Respekt eng verbunden. Aber sie geht noch ein Stück weiter. Echte Toleranz bedeutet, dass man vielleicht durch Selbsterfahrung, Lehrtherapie oder Persönlichkeitsarbeit so weit an seiner eigenen inneren Haltung gearbeitet hat, dass man sich von den Vorurteilen, die man in seiner Erziehung mitbekommen hat, weitgehend lösen kann. Wir Therapeuten sollten (fast) alle Menschen gut behandeln können – gleichgültig, ob wir einmal schlechte Erfahrungen mit Großen oder Kleinen, Dicken oder Dünnen, Blonden oder Schwarzen, In- oder Ausländern, Polizisten, Steuerfahndern und dergleichen gemacht haben. Wenn es auch in der Einzeltherapie mitunter die Möglichkeit gibt, unliebsame Klienten weiterzuschicken – in der Gruppensituation geht das normalerweise nicht. In Institutionen oder Firmen ist man üblicherweise mit einer fixen Gruppierung konfrontiert. Aber auch in der freien Praxis ist ein genaues Ausfiltern meist nicht möglich. So wäre es von Vorteil, wenn man über ein gewisses Maß an Toleranz verfügen würde, das einen respektvollen Umgang miteinander möglich macht.

3.5.6 Diskretion

Durch die Schweigepflicht (die man sinnvollerweise in Gruppen auch den Teilnehmern auferlegt) ist ein Schutzschirm der Diskretion nach außen hin gewährleistet. Es ist notwendig, zu Beginn jeder Therapie und jedes Entspannungskurses zu betonen, dass keinerlei Daten oder Inhalte nach außen getragen werden. Aber bei der Diskretion geht es auch um eine Haltung des Therapeuten, die zeigt, dass er bei allem Interesse kein Voyeur ist und dass er die Entscheidung des Klienten, offen (oder nicht offen) über sich zu sprechen, voll respektiert. Diese Haltung der Akzeptanz der persönlichen Intimsphäre des Einzelnen wirkt sich auch garantiert auf das Klima in der Gruppe aus und schützt vor verbalen Übergriffen der Gruppenteilnehmer untereinander. Einmal klar ausgesprochen: Die Haltung des Therapeuten ist dafür verantwortlich, dass die Teilnehmer liebevoll miteinander umgehen. Er muss auch dafür sorgen, dass aggressive und abwertende Klienten spüren, dass es hier nicht angebracht ist, ihre Übungskollegen mit bohrenden Fragen zu verletzen. Die Diskretion soll alle das Maß an Offenheit finden lassen, das sie zur Zeit brauchen.

3.5.7 Klarheit

Wie wir aus Erfahrung wissen, kommen Klienten oft in sehr diffusen Zuständen. Sie fühlen sich »irgendwie« nicht wohl. Nun ist es eine besondere Aufgabe, bei aller Diskretion doch die eine oder andere zielführende Frage zu stellen, um den Problemen näher zu kommen. Ich habe oft bei Klienten eine große Erleichterung erlebt, wenn sie mit Hilfe des Therapeuten etwas klarer sehen konnten, woran sie eigentlich leiden. Das Herausfiltern der wesentlichen Punkte aus bisweilen langatmigen und weitschweifigen Erzählungen muss erlernt werden. Es hat sich als sinnvoll erwiesen, wenn angehende Entspannungstherapeuten (wie generell auch alle anderen Angehörigen von Gesundheitsberufen) zumindest ein paar Basisseminare in Klientenzentrierter Gesprächsführung machen. Die Kenntnisse erleichtern es sehr, dass Klient und Therapeut gemeinsam das anstehende Problem »auf den Punkt« bringen.

3.5.8 Verständnis für das Problem

Wenn nun das Problem (oder deren mehrere) auf dem Tisch ist (sind), ist es mitunter gar nicht so einfach für den Therapeuten, es so zu akzeptieren, wie es ist: als eine Schwierigkeit, wie sie sich für das einzelne Individuum darstellt. Manche jungen Therapeuten sind geneigt, schnell einen Rat zu geben. Nun: Ratschläge haben Klienten aber meist schon genügend von ihrer »wohlmeinenden« Umgebung bekommen. Und dennoch haben sie aus ihrem Problem noch nicht herausgefunden. Es ist daher wichtig, die Schwierigkeit des Klienten ernst zu nehmen und ihn bei der Bewältigung zu begleiten, d. h. ihn bei seiner persönlichen Entwicklung in Richtung einer bestmöglichen Lösung zu unterstützen.

Das bedeutet aber auch, dass der Therapeut nicht die Problembewältigung anstelle des Klienten übernimmt, sondern ihm seine Eigenverantwortung lässt. Er muss den Weg finden, den wir bestenfalls andeuten können. So spürt er auch seine eigene Stärke und kann den Erfolg (zumindest teilweise) für sich verbuchen.

3.5.9 Unterstützende und ermutigende Haltung

Aus dem Verständnis für den individuellen Weg des Klienten ergibt sich die nächste Anforderung an den Therapeuten – eine ermutigende und unterstützende Haltung. Der Klient ist in dem speziellen Punkt seines Problems wie ein kleines Kind, das am Anfang einer Entwicklung steht. Er hat Angst, kann nur in kleinen Schritten gehen und fällt auch immer wieder auf die Nase. Er braucht jemanden, den Therapeuten, der ihm die Sicherheit gibt, dass es gut und sinnvoll ist, diesen Weg zu gehen. Sie als Therapeut sollten die Gewissheit vermitteln können, dass es nichts ausmacht hinzufallen, denn man kann wieder aufstehen. Und dass man auch manchmal stehen bleiben kann, ausruhen, bis sich der nächste Schritt ergibt. Auch ein Weiterkommen in Millimetern und im »Schneckentempo« ist ein Erfolg, denn wer setzt die Norm? All das ist in unserer leistungsorientierten Gesellschaft keine Selbstverständlichkeit, sondern muss gerade vom Entspannungstherapeuten geduldig vermittelt werden.

3.5.10 Beziehungsfähigkeit

Ein klares Konzept, wie es ein Entspannungsverfahren bietet, verführt manchmal die »Technokraten« unter den Angehörigen der Gesundheitsberufe, danach zu greifen. Sie glauben, dass man ein Programm herunterspulen könne und der Erfolg stelle sich dann schon ein. So kann die Technik manchmal als wichtiger erachtet werden als die einzelnen Bedürfnisse. Ich bin aber der Meinung, dass ein Lernprozess (und vor allem einer, der sich der »Entängstigung« annimmt) nur auf dem Boden einer guten Beziehung effektiv ist. Womit wir bei der alten, oft diskutierten Frage sind: Was macht den Erfolg einer Psychotherapie aus? Ist es die Beziehung (Übertragung – Gegenübertragung) oder die Technik? Nun: Ich meine, dass eine gute Beziehung ohne fundierte Technik bisweilen in Geplauder versandet, aber dass jedenfalls eine Technik ohne tragfähige Beziehung erstarrt und nutzlos ist. So ist es selbst für den Therapeuten einer so einfachen Technik wie der Progressiven Muskelentspannung nötig, sich zu fragen, ob er zu einer »ausreichend guten« Beziehung überhaupt fähig ist. Wer nicht echtes Interesse für sein Gegenüber aufbringt, sich in seine Lage versetzen kann und sich ehrlich (nicht geheuchelt) um Verständnis bemüht, sollte die Finger davon lassen.

3.5.11 Umgehen mit Angst, Schmerz und Hilflosigkeit

Und nun zu unserer vielleicht schwierigsten Anforderung: Jeder Klient bringt in die Gruppe oder Einzeltherapie ein ganzes Paket an Ängsten, Schwierigkeiten und körperlichen oder psychischen Schmerzen hinein. Jeder hat den Wunsch an den Therapeuten, er möge ihm das Paket so schnell wie möglich abnehmen. Manche Therapeuten haben unter diesen massiven Erwartungen Probleme, sich von ihren Größenphantasien abzulösen und sich selbst klarzumachen, wo ihre Grenzen sind, und dass sie die Leiden keineswegs (wenn überhaupt) in so kurzer Zeit wie gewünscht lindern oder heilen können. Es gehört zu den schwierigsten Seiten in diesem Beruf, mit der eigenen Hilflosigkeit zurechtzukommen. Es tut weh, sich angesichts der Schwere der Ängste und inneren Zerrissenheiten der Klienten einzugestehen, dass man bisweilen nicht viel tun kann. Viele Therapeuten bearbeiten jahrelang in Eigen-

therapie oder Supervision den Umgang mit der Hilflosigkeit, bemühen sich aber auch um Techniken, wie man unter den vielen Ängsten und Schmerzen, die einem aufgeladen werden, nicht zusammenbricht. Diese Unterstützung empfiehlt sich, denn die Gesundheitsberufe bieten eine besondere Gefahr, in einen Burn-out-Zustand abzugleiten.
Die so häufigen und quälenden Ohnmachtsgefühle mancher Therapeuten müssten aber nicht sein, wenn es nicht um das Gegenteil, nämlich die Macht (oder besser: die Hoffnung auf Allmacht), ginge. Diese Visionen sollte man sich entlarvend klarmachen. Wir müssen niemanden missionieren oder unbedingt vermitteln, was gesund und richtig für ihn wäre. Wenn Klienten das Gefühl bekommen, dass sie auch so bleiben können, wie sie sind, brauchen sie keine Abwehr zu erzeugen und können sich paradoxerweise leichter verändern. In jedem Fall braucht dann der Therapeut keine Ohnmachtsgefühle zu haben.

Zusammenfassend sind nun folgende Therapeutenvariablen für eine effektive Entspannungstherapie und eine vertrauensvolle Gesprächsatmosphäre nötig:

- Ruhe,
- Kompetenz,
- Achtsamkeit, Konzentration und Aufmerksamkeit,
- Respekt,
- Toleranz,
- Diskretion,
- Klarheit,
- Verständnis für das Problem,
- Unterstützende und ermutigende Haltung,
- Beziehungsfähigkeit und
- Umgehen mit Angst, Schmerz und Hilflosigkeit.

Nun wollen wir uns noch zwei durchaus erlernbaren Komponenten zuwenden:

3.5.12 Stimme und Sprache

Die Stimme lässt sich in ihrer Tonhöhe und Aussprache nicht sehr leicht kontrollieren. Sie hat eine Ausprägung, die zur Persönlich-

keit gehört. Nicht jedem ist aber eine einschmeichelnde Stimme in beruhigenden tieferen Frequenzen gegeben.
Die Besitzer runder, voller Stimmen sind sicher bei der Vermittlung der Entspannung im Vorteil, weil sich die Klienten diesen Tönen gerne überlassen. Aber auch alle anderen können mit ein bisschen Stimmarbeit erfolgreich sein. Wer von sich weiß, dass seine Stimme (vor allem bei Aufregung in neuen Situationen) leicht hoch, schrill oder brüchig wird, sollte einige Zeit mit dem Tonband üben. Misstönige Stimmen können besonders zu Beginn eines Entspannungstrainings (wenn ihre eigene innere Stimme noch nicht ausgebildet ist) sehr zur Irritation der Klienten beitragen. Sicherheitshalber würde ich jedem neuen Entspannungstherapeuten empfehlen, ein Band zu besprechen. Erstens nimmt es die Scheu vor dem ersten »Auftritt« und zweitens hat es schon manche Menschen erstaunt, als sie das erste Mal ihre Stimme von Band hörten, weil sie selbst einen ganz anderen Eindruck davon hatten. So lässt sich gut rechtzeitig noch das eine oder andere korrigieren und üben.
Die Stimme des Therapeuten sollte während der Entspannung weich und ruhig sein, aber keineswegs hypnotisch. Der Klient muss ja nicht »eingeschläfert« werden, sondern entspannt begleitet. Je weiter das Training fortgeschritten ist, desto mehr kann man die sprachlichen Interventionen überhaupt zurücknehmen. Grundsätzlich sollte die Stimme des Therapeuten bei Anweisungen zum Anspannen anders und für den Klienten klar von den Lockerungsaufforderungen unterscheidbar sein.
Hier nur noch eine Bitte: Bleiben Sie echt. Der Entspannungskurs ist keine Rezitation eines vorgegebenen Textes, sondern Ihre persönliche Fassung in einem möglichst entspannten Ton. Wenn Sie Dialekt sprechen, so bleiben Sie auch jetzt dabei, sonst wirkt es gekünstelt. Wählen Sie ihre eigenen Formulierungen, die sonst auch in ihrem Wortschatz sind. Und werden Sie vor allem nie »dramatisch«. Auch das lässt sich mittels Tonband gut überprüfen.

3.5.13 Ein Wort zum Berühren eines entspannten Klienten

Manchmal kommt man als Therapeut in die Situation, in der man »handgreiflich« einem Klienten helfen möchte. Vor allem bei einem

Übenden, der offensichtlich etwas missverstanden hat, kommt der Impuls bisweilen hoch, aufzustehen, hinzugehen und sanft regulierend einzugreifen. Bitte: Geben Sie diesem Impuls nicht nach! Schon im Zustand wachen Bewusstseins ist es eine heikle Angelegenheit, jemanden zu berühren, ohne ihn vorher zu fragen. Es gibt viele Menschen, die das nicht wollen, aber sich nicht trauen, ihre Ablehnung klar auszudrücken. In der Entspannung, mit geschlossenen Augen, gelten aber noch ganz andere »Gesetze«. Jemand, der sich vertrauensvoll in den entspannten Zustand hineinbegibt, der sich also in einem Hypnoid befindet, muss absolut geschützt werden. Er ist nur vermindert imstande, sein Einverständnis oder seine Ablehnung für Berührungen zu geben. Als Therapeut muss man den Teilnehmern die absolute Sicherheit vermitteln, dass sie hier während des Kurses oder der Einzeltherapie vor allen Übergriffen Schutz haben.

Nur so können Vertrauen und Hingabe entstehen.

Meine Warnung richtet sich vor allem an jene Berufsgruppen, die in ihrer sonstigen Behandlung durchaus Menschen berühren (Ärzte, Pflegepersonal, Physiotherapeuten, Masseure etc.). Sie müssen Ihren Klienten vermitteln, dass Ihre professionelle Beziehung im Entspannungskurs nun eine andere ist. Einzig und allein Ihr Wort soll den Klienten erreichen.

Im Falle von Missverständnissen bezüglich der Übungen klären Sie das Problem lieber nachher im Gespräch. Was Sie tun können, wenn Klienten eingeschlafen sind, erfahren Sie im Kapitel »Ungewollter Schlaf«.

4. Die Vermittlung der Entspannung oder »wie bring' ich's rüber?«

4.1 Vorangehende Empfehlungen für den Klienten

Jeder Klient, ob er nun einzeln oder in Gruppe die Entspannungsmethode erlernen möchte, hat zu Beginn eine Reihe von Fragen. Selbst wenn diese nicht gestellt werden, ist es die Aufgabe des Therapeuten, durch Erklärungen der notwendigen Voraussetzungen so viel Sicherheit zu schaffen, dass die Teilnehmer das Gefühl haben, in die »Spielregel« eingeweiht zu sein. Verabsäumt man das, ist die Atmosphäre, in der man sich nun ganz auf die Methode konzentrieren kann, nicht geschaffen. Setzen Sie grundsätzlich nichts voraus! Darüber hinaus zeigte die Erfahrung, dass Angaben, die man (erwiesenermaßen) bei der ersten Sitzung machte, nicht immer im Gedächtnis der Klienten haften blieben. Die Aufregung, sich in einer fremden Gruppe auf unbekanntes Terrain zu begeben, vermindert bei manchen Menschen die intellektuelle Aufnahmefähigkeit. Es empfiehlt sich daher, manche Hinweise durchaus in einer der folgenden Gruppenstunden zu wiederholen. Betrachten wir nun einige der wichtigsten Aspekte.

4.1.1 Sitzhaltung

Wie wir wissen, gibt es Entspannungsarten, die eine ganz bestimmte (und nur diese) Haltung fordern. Manche ordnen das Üben im Liegen an, andere im Lotussitz oder in der sogenannten »Droschkenkutscherhaltung«. Jeder Therapeut möge es so halten, wie er es für richtig hält.

Ich selbst meine: Je mehr Abwechslung in den Sitzhaltungen möglich ist, desto vorteilhafter für den Klienten. Ich finde es zweckmäßig, die Übenden zu ermuntern, ihre Lieblingshaltung von Zeit zu Zeit zu verlassen und etwas anderes auszuprobieren. Es sollte doch später möglich sein, den Zustand der Entspannung unabhängig von der Körperhaltung erzeugen zu können. Die eigene innere Stimme des Anwenders, die immer und überall verfügbar ist, sollte bei allen schwierigen Erfordernissen des Lebens die einzige konstante Bedingung werden. Dieser inneren Stimme mit ihrer speziellen autosuggestiven Wirkung kann man sich im Liegen, Sitzen oder Stehen gleichermaßen bedienen. Es wäre schade, das Repertoire einzuschränken, indem man immer nur die gleiche Haltung anregt. (Die Progressive Muskelentspannung besticht, wie wir wissen, durch eine besonders große Variationsbreite.)

Bei allen Sitzhaltungen, die die Klienten im Kurs einnehmen, ist jedoch darauf zu achten, dass keine unnatürliche Verkrampfung oder Überstreckung auftritt. Das bedeutet, dass der Kopf weder nach vorne hängen oder nach hinten kippen soll, die Arme bequem aufliegen (auf Armlehnen, Oberschenkel, Bauch etc.) oder im Stehen locker herunter hängen und die Hände Bewegungsfreiheit haben (also nicht ineinander verschränkt sind).

Im Sitzen sollten die Knie in einem bequemen Abstand nebeneinander sein (nicht überschlagen) und beide Füße gut am Boden stehen. Jede einseitige Haltung oder das Kreuzen von Armen, Beinen oder Knöcheln erschwert eine gleichmäßige Entspannung und verhindert durch die Druckstellen manche erwünschte Empfindung.

Alle anderen Körperstellungen sind aber erlaubt: angelehnt oder frei in der Wirbelsäule ausbalanciert, flach liegend oder mit Kissen und Handtuchrollen unter Kopf, Kreuz oder Knien unterstützt etc. – je nach Geschmack und Situation.

4.1.2 Der Blick

Im Allgemeinen ziehen es die meisten Klienten beim Entspannen vor, die Augen zu schließen. Diese Möglichkeit ist aber durchaus nicht die einzige. Da man bei den belastenden Situationen des Alltags, in denen Entspannung angebracht ist, normalerweise die Augen offen halten muss (auch um nicht aufzufallen), ist es sinnvoll, hin und wieder auch so zu üben. Die geöffneten Augen sollten ein fixer Bestandteil des Entspannungsrepertoires sein.

Es gibt immer wieder Klienten, die schon von Anfang an Probleme mit geschlossenen Augen haben. Sie befürchten, entweder schwindlig zu werden, oder haben Ängste, die Kontrolle über sich und das Umfeld zu verlieren (mehr davon im Kapitel über den

Kontrollverlust). Diesen Klienten sollte man selbstverständlich erlauben, mit offenen Augen zu trainieren. Es ist allerdings angebracht, sie zu bitten, ihren Blick auf ein kleines Stückchen Fußboden nahe bei sich oder ein Stück Wand gegenüber zu richten. Keinesfalls sollten sie die Blicke herumschweifen lassen. Zum einen werden sie selbst durch ihre neugierigen, suchenden Augen abgelenkt, zum anderen sollen die übrigen Teilnehmer vor Beobachtung geschützt werden. (Der einzige, der beobachten darf und soll, sind Sie als Kursleiter und Entspannungstrainer. Sie sind dazu da, Übungsmissverständnisse, auffallende Reaktionen, körperliche Hindernisse, Schonhaltungen etc. bei den Klienten zu registrieren und nötigenfalls anzusprechen. Daraus ergibt sich, dass Sie sich Ihrer angenehmen Stimme und den Entspannungsübungen niemals so weit hingeben sollten, dass Sie selbst Ihre Augen schließen. Ihr Blick ist der einzige, der wach und aufmerksam bleiben muss!)

In der Regel gelingt es gut, auch die Ängstlichen langsam (zuerst nur passagenweise, später während der ganzen Übung) dazu anzuleiten, ihre Augenlider zu schließen. Diese Klienten wissen, dass sie jederzeit bei Bedarf die Augen wieder öffnen dürfen, und können sich auf diese Art Stück für Stück einlassen. (Es sei hier nur am Rande vermerkt, dass damit bereits ein therapeutisch ungemein wirksamer Schritt zur Angstbewältigung gesetzt wird.)

Neben dieser (kleinen) Gruppe von Klienten, bei denen wir die Möglichkeit von offenen Augen auf geschlossene erweitern, gibt es eine viel größere Gruppe, deren Norm die geschlossenen Augen sind. Ihnen müssen wir den zusätzlichen Einsatz der Entspannung mit offenen Augen vermitteln.

Auch hier haben wir die Möglichkeit, mit dem Blick zu experimentieren. Lassen Sie die Klienten auf ein kleines Areal (Fußboden etc.) in ihrer unmittelbaren Nähe schauen. Der Blick wird bald, in Ermangelung von Reizen, unscharf und die Aufmerksamkeit wendet sich sodann mühelos ins Innere.

Ein zweiter und sehr probater Weg besteht im Üben des »weichen Blickes« oder auf gut Österreichisch »ins Narrenkastel schauen«. (Wir meinen damit jenes Sehen, das nichts klar fokussiert.) Sie können sogar (rein äußerlich betrachtet) umherschauen, sind aber von den Außenreizen so abgeschirmt, dass sie kaum etwas wahrnehmen. Ihre Aufmerksamkeit ist ganz nach innen gerichtet. Wir kennen alle diesen Zustand von unseren Tagträumen, Fantasien oder wenn wir so konzentriert überlegen, dass alle Kraft nach innen verlagert ist. Die meisten Menschen haben diese Fertigkeit des weichen Blickes bereits erworben. In der Schule, bei früheren »Moralpredigten« oder später bei langweiligen Vorträgen übten sie zwar, aufmerksam zu wirken, waren aber in Wirklichkeit mit den Gedanken ganz woanders. Diese Fertigkeit können sie jetzt gut einsetzen, denn sie ist das Mittel der Wahl bei allen Schwierigkeiten in der Öffentlichkeit (auf Plätzen, in der U-Bahn, in Menschenmengen etc.), die nach einer Entspannung verlangen.

4.1.3 Kleidung

Man wird als Kursleiter häufig bei der Anmeldung gefragt, welche Kleidung für die Übungen ratsam wäre. Wie wir schon bei den irrtümlichen Erwartungen der Klienten sahen, erweckt offenbar das Wort »Muskel« in der Progressiven Muskelentspannung bei manchen Menschen Assoziationen zu Gymnastik und weiter zu Trainingsanzug. Es bedarf daher der ausdrücklichen Erwähnung, dass jede Kleidung für die Entspannung passend ist. Wir wollen den entspannten Zustand doch von keiner bestimmten Ausrüstung abhängig machen.
Einiges ist trotzdem zur Kleidung anzumerken: Alles Beengende ist zumindest in den ersten Übungsstunden eher hinderlich. So fordere ich kurz vor der Entspannung die Teilnehmer auf, bei zu engen Hosen oder Röcken den obersten Knopf zu öffnen, eventuell Krawatten zu lockern, drückende Ohrklips abzulegen oder sich von seiner Brille zu trennen. Darüber hinaus stelle ich eine größere Anzahl von Gästepantoffeln bereit. Es wird zumeist als angenehm erlebt, sich enger Schuhe zu entledigen. Außerdem kann man mit flachen Pantoffeln oder Socken die Füße besser auf den Boden stellen und sich »erden«.

4.1.4 Schweigepflicht im Kurs

Um gute Bedingungen für ein wachsendes Vertrauen innerhalb einer Gruppe zu schaffen, ist es nötig, in der ersten Sitzung ein paar Worte über die Schweigepflicht zu sagen.

Da nicht alle Teilnehmer mit den Berufspflichten eines Psychotherapeuten vertraut sind, empfiehlt es sich zu erläutern, dass man »von Amts wegen« zur Schweigepflicht angehalten ist. Selbst wenn Sie kein Psychotherapeut sind, versäumen Sie nicht zu betonen, dass die Schweigepflicht für Sie eine Selbstverständlichkeit ist. Dieser Hinweis lässt einige Ängstliche von ihren Bedenken abrücken.
Darüber hinaus halte ich es für wichtig, auch die Teilnehmer zu einer Art Schweigepflicht aufzufordern. Sie wird so verstanden, dass jeder Klient zwar von seinen eigenen Erfahrungen nach außen erzählen kann oder darf. Es ist natürlich möglich, anderen Menschen von den »Segnungen« der Entspannung und den hautnah erlebten Veränderungen sowie von manchen Gedanken, die dabei hochkamen, zu berichten. Namen, Beschwerden und Erfahrungen aber, die von anderen Teilnehmerkollegen erzählt wurden, müssen in der Gruppe belassen werden. Diese Regel wurde stets von allen gerne akzeptiert. Es ist zwar klar, dass man diesen Punkt als Kursleiter weder erzwingen noch kontrollieren kann, aber nachdem ihn bislang alle Klienten für vernünftig hielten und einstimmten, habe ich das Vertrauen, dass er im Allgemeinen eingehalten wird und wurde. Trotzdem kann man die Schweigeforderung nicht als selbstverständlich annehmen, sondern muss sie aktiv ansprechen, um die Offenheit bei den Vor- und Nachgesprächen zu fördern.

4.2 Aufbau einer Einzel- oder Gruppensitzung

Sowohl im Setting einer Einzelstunde als auch in einem Kurs für eine ganze Gruppe hat sich folgender Aufbau oder Ablauf bewährt:
1) Einstimmung und Vorgespräch
2) Theorieteil
3) Entspannung
4) Nachgespräch
Keiner dieser Teile sollte vernachlässigt werden, da er von großer Bedeutung sowohl für das emotionale Klima während der Sitzung

als auch für die Effektivität der Entspannung ist. Daraus resultiert, dass entweder die Anzahl der Gruppenmitglieder so klein gehalten werden sollte, dass es für die Gespräche in der gegebenen Zeit genügend Möglichkeit gibt oder dass die Sitzungslänge entsprechend angesetzt wird, um ohne Druck (denn das würde die Entspannung wieder zunichte machen) über alle persönlichen Erlebnisse und wichtigen Details reden zu können.

4.2.1 Einstimmung und Vorgespräch

Im Vorgespräch haben sowohl Einzelklienten als auch Gruppenmitglieder die Möglichkeit, sich persönlich einzubringen. Zunächst einmal sollte jeder Teilnehmer Zeit haben, auch »mit der Seele anzukommen«. Normalerweise kommen die Klienten direkt aus ihrem aufreibenden Umfeld: Mancher aus dem Büro oder Geschäft, andere von ihrer turbulenten Kinderschar oder von kraftraubender Kranken- oder Altenpflege. Jedenfalls sind die meisten ziemlich abgehetzt oder übermüdet. In dieser Situation wäre es sicher nicht ratsam, gleich mit der Entspannung zu beginnen. Es war mir immer ein Anliegen, den Klienten zu vermitteln, dass der Entspannungskurs so etwas wie eine »Oase der Ruhe« mitten im Alltag für sie sein möge: Etwas, das sie sich gönnen und auf das sie sich freuen können. Es ist eine Zeit, die nur ihnen gehört, wo alle Sorgen und Anforderungen einmal draußen bleiben sollen, eine Möglichkeit, sich auch einmal selbst wirklich ernst zu nehmen. Manchmal löst dieser Gedanke fast Erstaunen aus, so ungewohnt scheint er zu sein. Und häufig spürt man als Therapeut, wie manche Teilnehmer durchatmen und ihre innere Haltung »auf dem Sprung sein« langsam aufgeben, sich lockern und sich dankbar auf das Weitere einstellen.

In der ersten Stunde gibt es eine Vorstellungsrunde, in den jeweils folgenden Sitzungen dient das Vorgespräch einer kleinen Wochenbilanz. Die Klienten werden von mir gebeten, kurz still zu werden und sich innerlich zu fragen, was es in dieser Woche Besonderes gab und, im Anschluss daran, wie es ihnen zu Hause mit dem Üben der Entspannung erging. Um eine Atmosphäre des Vertrauens bei diesen persönlichen Schilderungen der Einzelnen überhaupt erst zu ermöglichen, ist es selbstverständlich nötig, jedem die Schweigepflicht eindringlich ans Herz zu legen. Die kurze

Wochenbilanz soll nicht in eine Endlosgeschichte jedes einzelnen Teilnehmers ausufern (auch für den bemessenen Zeitrahmen ist der Therapeut zuständig und diese Aufgabe ist oft gar nicht leicht), sondern soll dem Klienten seine eigenen schwierigen Bedingungen der vergangenen Woche vor Augen führen. Er soll in Kontakt kommen mit den Problemen der letzten Tage und sie mit den Erlebnissen bei der Entspannung in Verbindung bringen. Ohne Zweifel bringt jede Woche andere Einflüsse wie Prüfungen, Krankheiten, Konflikte und Streitigkeiten, Vorstellungstermine, wichtige Unterredungen und dergleichen mehr – gar nicht zu reden von so großen Ereignissen wie Verlusten, Todesfällen, Hochzeiten oder Scheidungen.

Selbstverständlich haben die kleinen und großen Erfahrungen ihren Niederschlag in der Entspannung, besonders vor allem in der Lernphase. Erstaunlicherweise wird dieser Zusammenhang nicht immer gleich gesehen, sondern bedarf gezielter Hinweise.

Die kurze Rückschau, vor allem auf den gegenwärtigen Tag, soll dem Klienten (und auch dem Therapeuten) seine spezielle Ausgangsbasis klarer machen, auf der die Entspannung dieser Sitzung aufbaut. Jemand, der sehr Aufregendes hinter sich hat, kann an diesem Tag (und in der Lernphase) nicht erwarten, dass die Entspannung all das Erlebte spurlos wegräumt.

Die Schilderungen im Vorgespräch liefern letztlich auch Stoff für die in die Entspannung eingebauten inneren Sätze und Anliegen (siehe Kapitel: Der Einsatz innerer Sätze).

Wenn nun die Klienten auf die Entspannung gut eingestimmt sind, folgt der zweite Teil.

4.2.2 Theorieteil

Dieser Teil ist ohne Zweifel der variabelste, denn er sollte auf das mittlere Niveau der Gruppe oder auf Vorwissen und Interessen des Einzelklienten abgestimmt werden. Am einfachsten hat es der Therapeut sicher bei relativ homogenen Gruppen, wie man sie zum Beispiel in großen Firmen antrifft, die als psychohygienische Maßnahme Entspannung anbieten, oder bei einer Berufsgruppe mit etwa gleicher Vorbildung, wie z. B. Krankenpflegern. Nun ist diese Situation aber vergleichsweise selten. In der Mehrzahl der Fälle haben die Therapeuten Gruppen höchst unterschiedlicher

Zusammensetzung vor sich. Da bedarf es oft besonderen Fingerspitzengefühls, einerseits den Universitätsprofessor nicht zu langweilen, andererseits den Bauarbeiter nicht so sehr zu überfordern, dass er das Gefühl hat, fehl am Platze zu sein. Es sei jedenfalls vor fix vorbereiteten Kurzreferaten gewarnt (wie man es bei Therapeutenanfängern mitunter erlebt), die immer in der gleichen Weise »heruntergesagt« werden. So kann es in manchen Gruppen sein, dass man sich auf eine kurze Vorstellung der Methode, Übungsanweisungen und ein paar Anwendungsgebiete beschränkt. In anderen Gruppen ist es aber nötig, auch auf Literatur, auf mögliche Probleme und deren Lösung oder auf den Vergleich zwischen verschiedenen Entspannungsverfahren einzugehen. (Im Prinzip ist jedes der Themen des Klientenbuches »Halten und Loslassen« geeignet, darüber zu sprechen und, falls genügend Zeit ist, auch darüber zu diskutieren.) So möchte ich die Gestaltung des Theorieteils dem Ermessen des Therapeuten überlassen. Ein Minimum an Einführung und Erläuterung ist aber jedenfalls anzuraten, denn auf diese Weise wird dem Klienten vermittelt, dass es sich bei der jeweiligen Entspannungsart nicht um irgendeine »Eigenbaumethode« handelt, sondern um eine solide und gut erforschte Technik.
Nachdem die Klienten kurze Zeit passiv zugehört haben, erhalten sie nun wieder Gelegenheit zur Aktivität: bei den Entspannungsübungen.

4.2.3 Entspannung

Wie an anderer Stelle genauer ausgeführt, folgen nun jene Entspannungsschritte, die man in dieser Sitzung anbieten möchte. Es empfiehlt sich, die Übungen kurz vorzustellen bzw. vorzumachen, solange die Klienten noch wach und konzentriert sind. So kann man verhindern, dass ein verunsicherter Klient zwischendurch die Augen öffnet und nach Orientierung suchend umherschaut. Es hat sich als günstig erwiesen, als Therapeut bei den Übungen mit offenen Augen selbst mitzumachen, da man so die optimale Länge der Spannung und Entspannung sehr gut spüren kann. Gleichzeitig ist es nötig, die Klienten sehr genau zu beobachten, um zu registrieren, wo es Missverständnisse, Unsicherheiten, zusätzlich angespannte Körperregionen oder andere Auffälligkeiten gibt, die man nachher (meistens) sachte ansprechen sollte (wie später noch genauer diskutiert wird). Es mag für einen Anfänger ziemlich schwierig sein, sowohl die Beobachtung der Klienten als auch Ablauf der Übungen, richtige Wortwahl, angenehme Sprachmusik, angemessener Rhythmus der Übungen mit eigener Entspanntheit zu vereinen. (Manchmal erwies es sich als günstig, vor dem ersten selbst gehaltenen Kurs ein Tonband zu besprechen, um an seinen eigenen Fehlern zu lernen.) Mit voranschreitender Übung fügen sich die verschiedenen Aspekte aber mit Sicherheit zu einem harmonischen Ganzen zusammen. Nach den Entspannungsübungen kommt der letzte, aber sehr wichtige Teil: das Nachgespräch.

4.2.4 Nachgespräch

Leider erlebt man immer wieder alle möglichen Entspannungsgruppen, die das Nachgespräch völlig vernachlässigen. Vielleicht aus Unkenntnis oder aus Zeitersparnis wird die Entspannung auf ein reines Training reduziert. Vor allem in Krankenhäusern fällt die Nachbearbeitung oft unter den Tisch, möglicherweise weil das Personal nicht genügend psychotherapeutisch geschult ist. Das ist sehr bedauerlich, denn so wird eine wesentliche Chance vergeben. Ich habe etliche Aussagen von Teilnehmern solcher Gruppen erlebt und mit Bestürzung feststellen müssen, dass diese Patienten nicht annähernd erfuhren, welches probate Mittel ihnen mit der Entspannung gegeben wurde. Viele waren gelangweilt, empfanden das Training als eine Art ineffektiver Gymnastik und brachen oft demotiviert die Gruppe ab. Selbstverständlich übten sie dann auch nicht allein weiter.

Die Nachbesprechung nach der Entspannung ist aus mehreren Gründen nützlich und hilfreich:
(jeder der im Folgenden angeführten Punkte wird danach noch gesondert ausführlich besprochen):

- Häufig ist es nötig, während des Übens aufgekommene Missverständnisse oder Unsicherheiten auszuräumen, vor allem wenn der Therapeut merkt, dass irgendeine Übung überhört oder falsch verstanden wurde.
- Ebenso ist es wichtig, sichtbare Körperreaktionen, die der Therapeut während der Übungsphase an manchen Klienten be-

merkt, in liebevoller und diskreter Weise anzusprechen. So hilft man dem Klienten, seinen Krisenregionen (wie hochgezogene Schultern, gerunzelte Stirn, verkrampfte Hände etc.) besondere Aufmerksamkeit zukommen zu lassen.

- Im Besprechen des eben Erlebten erfahren die Klienten etwas, das häufig bei ihnen unterrepräsentiert ist: Achtsamkeit und Respekt sich selbst gegenüber.
- Die Nachbesprechung liefert ein Muster für die Beobachtung während der Übungswoche. Der Klient erfährt, was er alles an sich bemerken und registrieren kann, ohne sich dabei zu ängstigen (was besonders wichtig bei Hypochondrie und allen Körperphobien ist).
- Der wachsende Mut der Klienten, sich selbst detailliert wahrzunehmen, bringt eine allgemein höhere Wahrnehmungsqualität, die sich selbstverständlich auch auf andere Gebiete auswirkt.
- Das jeweils Beobachtete lässt den Klienten einen Schritt weiterkommen in Richtung Verständnis der eigenen Körpersprache, d. h., es stellt sich jedem die Frage: Warum reagiert mein Körper gerade so? Welche Botschaft will er mir damit übermitteln?
- Der Austausch dieser neuen Erkenntnisse, gerade in der Gruppe, wird stets als äußerst befruchtend erlebt. In den Symptomen der anderen Teilnehmer erkennt gar mancher Klient seine eigenen, und bisher Verdrängtes kann so in sein Bewusstsein geraten.
- Ein besonders wichtiger Aspekt (der hier aber nur kurz angerissen wird) ist das »Beworten« von körperlichen Erscheinungsbildern. Das Herausführen aus dem Diffusen in das Greifbare durch das Einführen eines verbalen Begriffes ist eine der wichtigsten Strategien vor allem bei psychosomatischen Störungen.
- Die geschilderten Körpergefühle des Klienten können, sofern der Therapeut tiefenpsychologische Kenntnisse hat, durch freies Assoziieren zu erstaunlichen Ergebnissen führen, gleich einem Aha-Erlebnis.
- Letztendlich können die körperlich erlebten Geschehnisse sehr effizient zu psychotherapeutischer Einzelarbeit überleiten, wenn beim Klienten Interesse besteht und der Therapeut dafür entsprechend ausgebildet ist.

Die genannten 10 Aspekte wollen wir uns nun einzeln genauer anschauen.

4.3 Die fruchtbaren Aspekte des begleitenden Gesprächs

4.3.1 Das Beseitigen von Missverständnissen

Immer wieder kommt es vor, dass entweder im Vor- oder Nachgespräch von Unsicherheiten bei der Entspannung berichtet wird bzw. der Therapeut während der Übungsphase Lücken oder Fehler bemerkt. Wie kommt es dazu? Einerseits können Fehlerquellen in der zu leisen oder unklaren Sprechweise des Therapeuten liegen, andererseits (und das ist weit häufiger) in der mangelhaften Aufmerksamkeit des Klienten. Wenn ein Therapeut wiederholt die Erfahrung macht, dass es Ausdrücke in seiner Sprache gibt, die zwar für ihn völlig klar, manchen Menschen aber nicht geläufig sind, so sollte er sie sofort austauschen. Vielleicht ist es ein gegebener Anlass, den eigenen Wortschatz generell zu überdenken. Besondere Vorsicht ist bei Fremdwörtern geboten. Erwiesenermaßen gibt es in jeder Berufsgruppe eine Art In-Jargon, den man sich so lückenlos aneignen kann, dass er einem gar nicht mehr auffällt. Höchstens wohlmeinende Freunde machen dann vielleicht auf die mangelhafte Verständlichkeit der Sprache aufmerksam. Den Klienten ist es in der Regel peinlich, ein Fremdwort nicht verstanden zu haben. Sie schweigen und haben somit einen Teil der Anweisungen nicht verstanden. Es empfiehlt sich daher für jeden Therapeuten, sich eine gut verständliche, einfache Sprache anzueignen, die vor allem für Körperregionen und Gefühle das jeweilige Wort der Muttersprache verwendet.
Ein weiteres Problem kann die zu leise Stimme des Therapeuten sein. Meistens muss man während der ersten Kurse erst seine Erfahrungen machen, wo es am besten ist, sich im Raum zu platzieren, damit man trotz gedämpfter Stimme überall gut hörbar ist. Ich frage zudem bei jedem Kurs am Anfang, ob es einen Teilnehmer gibt, der an einem oder beiden Ohren gehörgeschädigt ist. Zu diesem Klienten setze ich mich dann stets in die Nähe seines bes-

seren Ohres. So werden die akustischen Schwachstellen ausgeglichen.
Nun zu den Missverständnissen, die durch die Klienten selbst entstehen. Es gibt immer einige unter den Teilnehmern, die in ihrer Konzentration sehr gestört sind. Sie können den Anweisungen des Therapeuten immer nur stückweise folgen. Zwangsläufig entstehen dadurch Lücken, die zur Verunsicherung beitragen. Manche andere Klienten sind von einem Teilthema oder einer eben gemachten Erfahrung so gefesselt, dass sie mit ihren Gedanken dort verbleiben. Sie sind eine Zeit lang nicht aufnahmebereit und überhören wichtige Passagen. Eine dritte Gruppe von Klienten ist habituell unaufmerksam: Sie hören einen Satz wie z. B. »Winkeln Sie die Arme an«, in ihnen entsteht sofort eine Vorstellung, wie das zu geschehen hat, und sie hören nicht mehr hin, wie die Anweisung weitergeht. Ich habe immer wieder Menschen erlebt, die vorschnell ihre Aufmerksamkeit bewusst abschalten und sich auf diese Weise etwas falsch einlernen. Sie sind häufig besonders hartnäckig in ihren Mustern, auch wenn man sie aufmerksam macht, dass die Übung anders auszuführen ist. Etwas Ähnliches erlebt man oft im Sport, wo man gut beobachten kann, wie manche Menschen falsch eingelernte Bewegungsabläufe beständig wiederholen, obwohl sie durchaus gute Anleitungen und Modelle haben. Klienten mit diesem starken Beharrungsvermögen und den vorgefassten Meinungen gehören zu den Problemklienten, die an anderer Stelle noch näher beleuchtet werden.
Auf alle Fälle ist es nötig, im Nachgespräch alle diese Missverständnisse zu thematisieren. Es gilt zu versuchen, Irrtümer so früh anzugehen, dass sie sich nicht festsetzen. Manchmal allerdings muss der Therapeut kapitulieren, sich in Toleranz üben und hoffen, dass die Entspannung trotz der falsch ausgeführten Übung wirkt.

4.3.2 Das Ansprechen besonderer körperlicher Krisengebiete

Der aufmerksam beobachtende Therapeut sieht bei seinem Klienten oft die Körperregionen, die einer permanenten Spannung ausgesetzt sind.
Ich denke z. B. an eine Frau, die aufgrund ihrer mangelnden Konfliktfähigkeit ständig lächelt. Sie hat sich so an diesen Gesichtsaus-

druck gewöhnt, dass er sowohl in heiteren als auch in ernsten Situationen in ihrem Gesicht festgeschrieben ist. Das gesamte Repertoire der Mimik wurde auf einen Ausdruck reduziert. Wir alle wissen, dass beim Lächeln eine Vielzahl von Muskeln angespannt werden muss. Die genannte Frau fühlte sich ständig erschöpft – selbstverständlich nicht nur aufgrund ihrer gespannten Mimik, sondern durch die Vielzahl ihrer Spannungen im Körper. Nun konnte man während des Kurses beobachten, wie sich das Lächeln zu Beginn nicht und nicht auflösen wollte und erst durch häufiges Wiederholen langsam lockerte. Dieser Frau war es niemals zuvor aufgefallen, wie viele Jahrzehnte sie schon mit dem Dauerlächeln durch die Welt gegangen war. Erst die behutsamen Hinweise sensibilisierten sie auf diesem Gebiet und sie lernte die Muskelgruppen im Gesicht langsam zu differenzieren und schließlich auch zu entspannen. Es war erstaunlich, welche Kettenreaktion mit ihrer nuancenreicheren Mimik ausgelöst wurde: Nicht nur sie fühlte sich zunehmend wohler und authentischer, sie wurde auch von anderen viel besser verstanden und akzeptiert. Der Inhalt ihrer Worte und der Ausdruck passten nun besser zusammen. So führte ein körperliches Detail, angesprochen im richtigen Moment, auch zu einer Veränderung in den zwischenmenschlichen Beziehungen. Ähnliche Veränderungen erlebte ich bei hochgezogenen Schultern, einer verkrampften Sitzhaltung, zusammengebissenen Zähnen, gerunzelter Stirn, eingezogenem Kopf, häufig geballten Fäusten und dergleichen mehr. Allen diesen Spannungen gemeinsam ist, dass der jeweilige Mensch im Laufe der Zeit »betriebsblind« wurde, d. h. seine Spannungen nicht mehr registrierte. So seltsam es erscheinen mag – ein kleiner, dezenter Hinweis löste oft Erstaunen und in der Folge eine langsame Änderung aus.

4.3.3 Von der erlebten Achtsamkeit zum gegenseitigen Respekt

Achtsamkeit und Respekt sich selbst und den Mitmenschen gegenüber ist in unserer westlichen Kultur äußerst selten anzutreffen. Aber es ist nicht überall so: In der buddhistischen Tradition wird der Achtsamkeit ein zentraler Platz zugeordnet. Dass es bei uns so viel Oberflächlichkeit, Vorurteil und Intoleranz gibt, liegt sicher zu einem großen Teil an unserer Leistungsgesellschaft. In ihr gilt es der Bessere, Schnellere, Schönere, Gescheitere zu sein, um die vielen Konkurrenten hinter sich zu lassen. Wie kann man in diesem gnadenlosen Kampf mit Respekt und Hochachtung bestehen?

Wir alle wissen, dass der Druck und die Spannung des Konkurrenzkampfes Schäden ohne Zahl in uns Menschen hinterlassen. Es ist also nötig, in diesem rauhen Wind ein warmes Plätzchen des Wohlwollens und der Gelassenheit einzurichten, auf dem sich die gehetzte Seele ausruhen kann.

Die Atmosphäre der Achtsamkeit stellt sich nicht von selbst in einer Gruppe ein. Der Gruppenleiter muss sich ganz bewusst um ein Klima bemühen, wo Offenheit möglich ist und sich die Klienten beim Aussprechen ihrer Gedanken und Nöte in keine Gefahr begeben, abgewertet zu werden. Bei dieser Sorgsamkeit im Umgang miteinander ist der Therapeut ohne Zweifel Modell. Er sollte den Klienten vermitteln, dass sowohl kleinste Erfahrungen als auch dramatische Einfälle willkommen sind. Nichts ist so unbedeutend, langweilig, skurril, verpönt, verrückt, beschämend, ungewöhnlich, als dass es nicht ausgesprochen werden könnte und mit Liebe und Respekt aufgenommen wird. Keine Frage ist zu dumm, um gestellt zu werden. Keine Idee zu peinlich, um sich ihr nicht sorgsam zuzuwenden.

Ich erlebe immer wieder, wie bei der ersten Gruppensitzung eine Anzahl skeptischer, gespannter Menschen in meine Praxis strömt, sich einen Platz sucht und dann die anderen Teilnehmer kritisch »beäugt«. Die Wertung, oder besser Abwertung, war ihnen manchmal anzusehen. Und erst, wenn sich alle reihum vorstellen – wie spricht der eine doch »geschraubt«, der andere hat einen furchtbaren Dialekt, der Dritte bekommt hektische Flecken im Gesicht und die Vierte ist ganz offensichtlich völlig uninformiert, in welchem Kurs sie da gelandet ist. Diese Gedanken kann man förmlich hinter den Stirnen sehen und am bisweilen aufblitzenden hämischen Lächeln unschwer ablesen.

Das ist die Ausgangssituation, wie wir ihr ständig begegnen: Viele der Klienten sind der Meinung, dass alle anderen Teilnehmer »gestörter« sind als sie selbst.

Die Achtsamkeit muss also vom Therapeuten ausgehen. Er muss sie einführen und nachahmenswert machen.

So bemerkte ich bei den zitierten Gruppensitzungen immer wieder, wie sich das Klima langsam änderte. Der selbst erfahrene Respekt greift um sich, die Abwertungen verschwinden und der Mut, zu sich zu stehen, wächst.

4.3.4 Ein Muster für die Beobachtung

Der Respekt gegenüber kleinsten körperlichen Empfindungen und die damit verbundene Haltung des wohlwollenden Registrierens liefern den Klienten ein Muster, wie sie auch zwischen den Übungssitzungen mit sich umgehen sollten. Das ist vor allem für Hypochonder oder Menschen mit diversen körperbezogenen Phobien neu und bahnbrechend. Diese hatten zwar bisher ihren Körper auch beobachtet, aber immer unter dem Aspekt, was sich wieder für beängstigende Symptome eingestellt hatten. Dass dies nun auch anders geht, sei im Kapitel über die Hypochonder dargestellt.

4.3.5 Verbesserung der Wahrnehmungsfähigkeit

Wie man auch sonst in der psychotherapeutischen Arbeit immer wieder erfährt, ist die Fähigkeit, differenziert wahrzunehmen, bei vielen Menschen äußerst unterentwickelt. Nicht nur die inneren Zustände werden häufig nur dumpf und vage bewusst, sondern auch das, was die Sinne liefern können, wird nur bruchstückhaft erlebt.

Vor meiner früheren Praxis befand sich eine Reihe japanischer Kirschbäume. An einem klaren, sonnigen Tag, als die Bäume in prächtigster Blüte standen, war auch der Boden vor meiner Haustür mit rosa Blütenblättern übersät. Es war ein wunderschöner Anblick, welche Farbspiele die Sonne in diesem rosa Blütenmeer veranstaltete. Davon entzückt, fragte ich an diesem Tag jeden meiner Klienten, wie ihm denn die Kirschbäume, unter denen er gerade durchgegangen war, gefallen hätten. Zu meiner Verwunderung hatte sie kein einziger bemerkt!

Nun ist diese sinnliche Einengung für Neurosen, im Besonderen für Depressionen, typisch. Doch erleben wir auch bei den sogenannten »Gesunden«, dass sie nur das sehen, hören, fühlen, worauf man sie hinweist. Anschauungsunterricht dafür gibt es bei jeder Reise- oder Kunstführung.

Vielleicht liegt es an der Reizüberflutung unserer Zeit, dass sich viele Menschen vor sinnlichen Eindrücken schützen. Vielleicht ist es aber auch ein Mangel in unserer Kultur, in der Kindern nicht beigebracht wird, aufmerksam zu sehen, hören, riechen, schmecken und zu fühlen. So ist es auch Erwachsenen selten möglich, sinnliche Eindrücke für sich zu nutzen und zu genießen. Gerade die Klienten, die in einen Entspannungskurs kommen, fühlen sich häufig gehetzt und getrieben. Es ist ihnen nicht möglich, über ihre Sinne Orientierung und Zufriedenheit zu erlangen. Durch das regelmäßige Training, den Körper bewusst und nicht vorschnell wertend wahrzunehmen, steigt häufig die Fähigkeit, alle Sinnesmodalitäten intensiver zu gebrauchen. Wir können uns gut vorstellen, dass dieser Zuwachs auch auf anderen Gebieten spürbar wird und allgemein eine höhere Lebensqualität mit sich bringt.

4.3.6 Ein Zugang zur eigenen Körpersprache

Die Körpersprache umfasst alle bewussten und unbewussten Bewegungen des Körpers, die von einem Menschen dazu benutzt werden, der Außenwelt emotionale Botschaften zu übermitteln. Nun entsteht aber eben ein guter Teil unbewusst. So wissen wir Menschen oft nicht, warum diese oder jene Reaktion – also auch Spannung – im Körper in bestimmten Situationen auftritt. Auch Überspannungen, die in Schmerzen münden, werden selten mit irgendwelchen Bedingungen in Beziehung gebracht.

Im Entspannungskurs liefert die (manchmal erstmals so intensive) Zuwendung zum Körper einen guten Anlass, auch dem »warum« und »weshalb« mehr Raum zu geben. Es lohnt sich, Einfälle kommen zu lassen, warum sich zum Beispiel der Körper an manchen Stellen panzern und schützen musste. Besonders aufschlussreich ist es mitunter, wenn bei einer bestimmten Übung und Bewegung stets ein Unbehagen auftritt (mitunter auch Herzklopfen oder leichte Kopfschmerzen). Mit Unterstützung des Therapeuten steigen manchmal Gedanken hoch, die auch den jeweiligen Klienten äußerst erstaunen. Lange Zeit Vergessenes ist plötzlich greifbar.

Da gab es z. B. eine Klientin, die beim Anwinkeln der Arme eine starke innere Spannung, gepaart mit Angst, fühlte. Ich bat sie, diese Übung eine Zeit lang zu beobachten, um zu erfahren, ob sich bei verschiedenen Außenbedingungen die Gefühle veränderten. Die Spannungen traten aber stets auf und verstärkten sich in den folgenden Wochen noch. Bis es eines Tages in einer Kurssitzung unter Tränen aus dieser Frau hervorbrach:

So war die Bewegung immer gewesen, mit der sie sich als Kind vor den Schlägen der wütenden, tobenden Mutter zu schützen versucht hatte.

All die vergangenen Jahre waren diese Erlebnisse verschüttet gewesen und hatten sie doch so schwer beeinträchtigt.

Es dauerte in der Folge einige Zeit, bis die Angst abklang. Es gelang uns aber danach gemeinsam, die Bewegung der erhobenen Hände auch mit anderen Inhalten zu füllen und somit annähernd zu neutralisieren.

Ebenso aufschlussreich können manchmal (nicht immer) Fragen sein wie: Was will mir mein Körper mit meinen Magenschmerzen ... Rückenschmerzen ... Kopfschmerzen sagen? Welche Überforderung will er mir signalisieren? Welchen unausgetragenen Konflikt will er mir vielleicht anzeigen?

Erstaunlicherweise fällt auchyyyyyy manchen Klienten, die angeblich schon jahrelang über diesen Fragen »brüteten«, plötzlich durch das Thematisieren eine Spur zu einer Antwort ein.

Wie bekannt, hat der Körper ein spezielles Gedächtnis, das nachtragender als ein Elefant ist. Jede psychische und körperliche Verletzung ist gespeichert, auch wenn die Zusammenhänge schon längst in den Untiefen des Vergessens verschwunden sind. Die ehemaligen Wunden lassen Verspannungen als Körperpanzerungen entstehen und diese können später reichlich hinderlich sein. Auch wenn die Bedrohung nicht mehr besteht, verschwinden die Schutzpanzer nicht von selbst. Sie ganz bewusst langsam dünner werden zu lassen und schließlich loszulassen, ist einer der sehr nützlichen Effekte des die Entspannung begleitenden Gespräches.

4.3.7 Der Spiegel in den anderen Teilnehmern

Eine möglichst unausgewogene Zusammenstellung der Gruppenteilnehmer kann sich manchmal als äußerst vorteilhaft herausstellen. Je mehr unterschiedliche Beschwerden geäußert werden, desto bunter und befruchtender wird der Austausch. So geschieht es immer wieder, dass ein Teilnehmer erst durch die Schilderung eines anderen bemerkt, dass er ganz ähnliche Probleme hat. Meist ist ihm dies noch gar nicht bewusst geworden bzw. hat er die Beschwerden als »normal« angesehen und sie hingenommen. Es ist manchmal in der Tat erstaunlich, was für einige Menschen die Norm ist. Wir können annehmen, dass diese Probleme in der Ursprungsfamilie des jeweiligen Klienten so gewohnt und häufig waren, dass eine bestimmte Betriebsblindheit entstand. Bei den Gesprächen in der Entspannungsgruppe werden sie nun erstmals angesprochen. Gar mancher ist erstaunt, dass man über »so eine Selbstverständlichkeit« überhaupt diskutieren und sie auch ändern kann.

Ähnliche Erlebnisse hat man als Therapeut auch bei sogenannten verpönten oder verdrängten Beschwerden. Es gibt immer wieder Menschen, für die manche Nöte (aus welchen Gründen auch immer) ungemein peinlich sind. Meist haftet ihnen der starke Geruch von Versagertum an. Wenn diese Probleme in der Familie noch mit einer ordentlichen Portion Hohn bedacht wurden, dann werden sie häufig sogar verdrängt. (»Jeder andere mag so etwas haben, aber ich sicher nicht.«)

So kann es nun vorkommen, dass ein anderer Teilnehmer in der Gruppe ganz ungeniert von seinen Beschwerden erzählt, und im Verdränger dämmert so langsam ein Gefühl der Bekanntheit. In einem Klima des Vertrauens und Wohlwollens habe ich des öfteren erlebt, wie das Verpönte, Verleugnete, Verdrängte durch den Spiegel in den anderen Teilnehmern ins Bewusstsein kommen konnte.

Dadurch wurde es greifbar und konnte schließlich bearbeitet werden.

4.3.8 Das Entwickeln eines Vokabulars für körperliche Empfindungen

Psychosomatosen sind präverbale Störungen. Diese Fixierung eines Entwicklungsschrittes in einer Zeit, in der es noch keine differenzierten Begriffe für Körpergefühle gibt, wirkt sich natürlich auch in den Gesprächen im Entspannungskurs aus. Der Therapeut erlebt, dass Psychosomatiker in der Regel nicht viel mehr als Behagen und Unbehagen, so wie es der Säugling fühlt, ausdrücken können. Mitunter ist an ihrem Gesicht mehr abzulesen, als sie auszudrücken vermögen. Wenn es nun durch gezielte Fragen des Therapeuten (»Wie war das?«, »Wie hat sich das angefühlt?«) gelingt, den Klienten langsam einer Differenzierung zuzuführen, ist ein wichtiger Schritt getan. Es ist ein Herausgeleiten aus dem Diffusen auf eine höhere Ebene. Statt »gut oder schlecht«, »vertraut oder nicht vertraut« treten nuancenreichere Wahrnehmungen. Wenn diese Empfindungen durch den Klienten Worte bekommen, so wird er dadurch einen Entwicklungsschritt weiter gebracht (d. h. der Klient konnte ein Stück »nachreifen«). Es ist für den Heilungsprozess von Psychosomatikern unumgänglich notwendig, dass sich das Körperliche nicht nur in Krankheiten artikuliert, sondern dass die Gefühle »bewortet« werden, somit greifbarer und behandelbarer werden.

Nun haben aber durchaus nicht nur Psychosomatiker ein Problem mit ihrem Vokabular für körperliche Empfindungen. Man kann in der therapeutischen Arbeit immer wieder erleben, dass etliche Menschen, die sich auf einem beruflichen Fachgebiet sehr genau ausdrücken können, um Worte ringen, wenn es um sie selbst geht. Am extremsten kann man das bei Sexualstörungen beobachten. Dieses Gebiet zeichnet sich durch eine spezielle Sprachlosigkeit aus. Zwar sind manchen Menschen die wissenschaftlichen Bezeichnungen für einige Körperregionen und Reaktionen bekannt, aber sich so auszudrücken, käme ihnen künstlich vor. Und dann gibt es auch noch In-Sprachen mancher Familien, die häufig ins Infantile hineinreichen. Da es aber offenbar wenige »stubenreine« und trotzdem verständliche Ausdrücke gibt, haben es Erwachsene schwer, präzise und authentisch ihre sexuellen Anliegen und Nöte zu formulieren.

Es scheint tatsächlich so zu sein, dass die Übersetzung der Körpersprache in eine allgemein akzeptable Form bei uns ein Entwicklungsgebiet ist.

Das Modell des Therapeuten und anderer Kursteilnehmer, die sich in diesen Belangen besser ausdrücken können, ist da oft hilfreich. Man begegnet wiederholt Klienten, die dankbar Begriffe übernehmen, die ihnen in der Gruppensitzung angeboten werden und die so ein neues Vokabular entwickeln.

4.3.9 Freies Assoziieren

Die Möglichkeit, durch freies Assoziieren die angebotenen Symptome oder Erfahrungen weiter zu bearbeiten, ist jenen Kollegen vorbehalten, die tiefenpsychologisch ausgebildet sind. Die anderen mögen sich mit den übrigen angeführten Bereichen zufrieden geben – auch sie bieten genügend Anregungen für fruchtbare Hilfestellungen.

Wer aber über fundierte tiefenpsychologische Kenntnisse verfügt, wird vielleicht gerne der Assoziationskette mancher Wahrnehmungen Raum geben. Wie auch sonst aus der analytischen Arbeit bekannt, können dem Klienten meist sehr erstaunliche Zusammenhänge klar werden.

Ein kleines Beispiel sei z. B. die Rechts-links-Symbolik mancher Beschwerden. Wenn ein Klient auf einer Körperhälfte besonders verspannt ist und dort eine Reihe unterschiedlicher Symptome produziert, so ist nicht immer eine angeborene Rückgratverkrümmung schuld. Es lohnt sich, ihn für »links« oder »rechts« Einfälle sammeln zu lassen. Und manchmal stellt sich heraus, dass an dieser irritierten und gepanzerten Seite immer am häuslichen Tisch eine besonders gefürchtete Bezugsperson saß, gegen die man sich gar nicht genug schützen konnte.

Oder es war jene Seite im Kinderbett, wo die nächtlichen Schatten zu bösen Geistern wurden.

Oder es war bei Linkshändern die Seite, die nicht zum Zug kommen durfte und als »schlecht« bezeichnet wurde.

Ich möchte in diesem Zusammenhang nicht versäumen, auch auf die allgemeine (also nicht von der individuellen Biographie bestimmte) Bedeutung von rechts und links hinzuweisen. Die unterschiedliche Ausstattung der Gehirnhälften und die Tatsache, dass die linke Körperseite unser Herz birgt, lässt sie für die Gefühlswelt und die rechte für die Leistungsebene zuständig sein. So kann man als Therapeut sehr gut beobachten, ob es sich bei den Symptomen eher um Hemmungen oder Konflikte im Gefühlsbereich (wie unterdrückte Wut, Mangel an Zuwendung etc.) handelt oder um Verspannungen, die einem übergroßen Leistungsanspruch entspringen.

Auch dabei lassen persönliche freie Einfälle des Klienten die Entstehungsgeschichte seiner Symptome griffiger, einfühlbarer und verständlicher werden.

4.3.10 Die Überleitung in psychotherapeutische Einzelarbeit

Natürlich kann in Entspannungskursen, mit ihrer beschränkten Anzahl an Sitzungen, den Beschwerden eines Klienten nicht wirklich umfangreich Rechnung getragen werden. Es kann, wie schon gesagt, nur eine Spur gelegt werden, auf der der Klient durch konsequentes Üben selbst weiterfahren muss. Bei leichteren Störungen oder der Veränderung des Arbeitsstiles reicht die Entspannung meistens aus, um eine wirkliche Besserung zu erlangen. Bei schwereren Störungen ist es aber ohne Zweifel zu wenig und es wäre sehr günstig, wenn die eben gemachten Erfahrungen den Einstieg in weiterführende Psychotherapie brächten.

Für viele Menschen ist der Entspannungskurs der erste Kontakt mit der Welt der Psychotherapie. Sie spüren zwar, dass mit ihnen irgendetwas »nicht in Ordnung« ist, wissen aber nicht was.

Getragen vom Zeitgeist, »befördern« sie sich zum Therapeuten wie das Auto zur Servicestelle. Sie wollen »repariert« werden. Mitunter löst es Verwunderung aus, wenn der Therapeut bemerkt, dass all die Narben ihres vergangenen Lebens nicht so einfach weggezaubert werden können, sondern sie eine ordentliche Portion Einsatz und eigenes Engagement brauchen, um an ihrer Heilung mitzuwirken.

Einige Klienten (aber durchaus nicht viele) werden durch ihre Erfahrungen im Kurs angeregt, noch etwas tiefer und gründlicher an ihrer psychischen Befindlichkeit zu arbeiten. Wenn dieses Interesse besteht und der Therapeut auch eine entsprechende zusätzliche Ausbildung hat, so ist die gemeinsame Weiterarbeit häufig besonders effektiv, da es ja schon einen guten Start gab. Auf der Vorarbeit lässt sich hervorragend aufbauen, und zwar in allen möglichen Therapierichtungen (sei es in Körperarbeit, Verhaltenstherapie, Gesprächstherapie, Tiefenpsychologie oder anderen Methoden).

Ist der Entspannungstherapeut psychotherapeutisch nicht gut ausgebildet, so empfiehlt es sich zumindest, den motivierten Klienten zu einem Psychotherapeuten seines Vertrauens weiterzuvermitteln.

4.4 Die verschiedenen Kursabschnitte und ihre Besonderheiten

Mitunter trifft man jemanden, der behauptet, eine bestimmte Entspannungsart zu kennen. Wenn man weiterfragt, erfährt man dann zufällig, dass die- oder derjenige ausschließlich über Informationen verfügt. Da es demzufolge häufig Missverständnisse gibt, möchte ich die Tatsache betonen, dass es sich bei unseren Vermittlungsbemühungen um einen Kurs (also um einen geleiteten Entwicklungsprozess) und nicht um eine einmalige Demonstration einer Methode handelt.
Manchmal ergibt sich die Möglichkeit, dass man einen Vortrag oder Einführungsabend über eine Entspannungsmethode hält. Das ist für Suchende in der »Psycholandschaft« durchaus sinnvoll, da die Vielfalt der Verfahren es mittlerweile verunmöglicht, alle Arten und Wirkungsweisen zu kennen. Ein Vortrag ist somit eine gute Entscheidungshilfe, wo sich der persönliche weitere Weg befinden könnte.
Es ist nicht schwer, an einem Abend die Methode in ihrem Aufbau und Wirkungsmechanismus zu erklären. Das verführt jedoch manche oberflächlichen Zuhörer zu glauben, dass sie nun das Entspannungsverfahren schon »kennen«! Rein verstandesmäßig gesehen wissen sie nun, worauf es ankommt, aber können sie auch wirklich entspannen?
Es wäre genauso vermessen zu glauben, dass Notenlesen bereits die Fertigkeit des Klavierspieles nach sich zieht. So hat das intellektuelle Erfassen der Entspannungsgrundzüge nichts mit der tatsächlichen körperlich-seelischen Reaktion zu tun. Im Gegenteil: Selbst Klienten, die von der Theorie gar nichts wissen, können sehr schöne Entspannungserfolge haben.
Ein Kurs ist somit etwas anderes: ein Sich-Einlassen auf eine bestimmte Art der Erfahrung über einen längeren Zeitraum. Welche Dynamik dabei in den verschiedenen Abschnitten entsteht, sei im Folgenden genauer erläutert. Um die entsprechenden Erfahrungen machen zu können, ist eine Dauer von ein paar Wochen unbedingt nötig. Ich bin ein absoluter Gegner von sogenannten »Schnellsieder-Kursen«, die versuchen, möglichst viel in möglichst kurzer

Zeit zu vermitteln. Körper und Seele können nicht so schnell reagieren. Das zu verändernde Verhalten hat sich meist in Jahrzehnten herausgebildet – es braucht nun mindestens einige Wochen, um sich langsam umzustellen. Wie viele Sitzungen man veranschlagt, kommt sicher auf die Methode an. Ich habe die Progressive Muskelentspannung zumeist in sechs »Portionen« geteilt, die in Wochenabständen »einverleibt« werden sollen. Die Wirk- und Übungstage dazwischen sind ganz besonders wichtig. Durch sie wird die Methode verankert. Es kommt vor, dass ein Klient bei einer Sitzung verhindert ist und daher das nächste Mal zwei Entspannungsportionen auf einmal »schlucken und verdauen« muss. Das hat sich als gut durchführbar erwiesen. Gab es aber einen Ausfall von zwei Sitzungen (etwa durch längere Krankheit etc.), konnte ich immer wieder bemerken, dass eine kleine Überforderung eintrat. Durch längeres und intensiveres Üben ist diese Irritation durchaus zu beheben. Aber es gab mitunter Klienten, die gerne die Übungen vor der Zwangspause (also z.B. Arme und Gesicht) in ihren Alltag einbauten und den Rest mehr oder weniger »zufällig« vergaßen oder auf ihn verzichteten. Sie haben es offenbar versäumt, durch häufigeres Trainieren auch die weiteren Körperübungen »selbstverständlich« werden zu lassen. Sie als Therapeut müssen daher darauf achten, dass Ihre Klienten auch in den Genuss der umfassenden körperlichen und seelischen Entwicklungsmöglichkeiten während eines Wochen dauernden Kurses kommen.

4.4.1 Der Anfang

Der Anfang eines Entspannungskurses ist sicher zum einen vom Leidensdruck der Teilnehmer und aller damit verbundener Erwartungen, zum anderen von der Neugier, die mit allem Fremden zusammenhängt, geprägt.
In der ersten Gruppensitzung sollte zunächst eine kleine Vorstellungsrunde stattfinden, in der die Teilnehmer (trotz aller gebotener Diskretion) hören und erleben, mit wie vielen Wünschen, Anliegen und Beschwerden die anderen in den Kurs kommen. Das löst meistens eine merkbare Entspannung und Relativierung der eigenen Nöte aus. Gar mancher kam mit der »peinlichen« An-

nahme, der nahezu Einzige zu sein, der mit Spannungen und Beschwerden reagiert. Indem er hört, dass es anderen ganz ähnlich ergeht, entsteht oft eine Art vorsichtiger Kumpanei oder das Gefühl »wir sitzen alle im gleichen Boot«. Das ist ganz ohne Zweifel der Vorteil einer Gruppe.

In Einzelsitzungen wird man sicher eine ausgedehntere Anamnese erheben und kann dafür auch spezieller auf die Beschwerden eingehen.

In Gruppen ist es nötig, ganz ausdrücklich einige Spielregeln klarzumachen. Auch auf die Gefahr hin, dass relativ bald (vor oder nach der Vorstellungsrunde) eine größere Portion an »Weisungen« über die Klienten ergeht, müssen Sie sich als Therapeut absichern. Nur wer die nötigen Regeln rechtzeitig und eindeutig äußerte, kann sich später in strittigen Fällen darauf berufen.

Zu diesen Bedingungen gehört zum Beispiel Klarheit über den zeitlichen Rahmen und wie sich Zuspätkommende verhalten sollen (sollen sie läuten, einfach hereinkommen, ab einem gewissen Zeitpunkt überhaupt nicht mehr kommen? etc.). Es ist meist durchaus möglich, einem Klienten, der sein unvermeidbares Späterkommen (aus einem triftigen Grund) angekündigt hat, ein Plätzchen in Türnähe zu reservieren. Es sollte jedoch gewährleistet sein, dass Sie nicht während der Entspannungsphase weg müssen, um Türen zu öffnen oder Gegensprechanlagen zu bedienen.

Ein weiterer Punkt, der unbedingt zu Beginn angesprochen gehört, ist die Schweigepflicht. (Er wurde in Kapitel 4.1.5 besprochen.)

Über Ihre Bedingungen bezüglich des Honorars, versäumter Stunden oder über einen abgebrochenen Kurs (siehe 4.5.2) und erwünschter Bestätigungen (4.5.3) haben Sie vermutlich schon im Vorfeld gesprochen. In der ersten Stunde wäre jedenfalls der letztmögliche Zeitpunkt dazu.

Die Frage des »Du« oder »Sie« ist Geschmackssache und schulenabhängig, gehört aber jedenfalls auch zu Beginn klargemacht. Ich persönlich bin ein Verfechter des »Sie«, erachte mich aber nicht als Norm. Welche Form man auch immer wählt, man sollte sich klar sein, welche zwischenmenschliche Dynamik damit in Verbindung steht und allenfalls losgetreten wird (mehr davon in Kapitel »Die passende emotionale Distanz«).

Nach der nun folgenden kleinen Vorstellungsrunde sollten Sie »das Geheimnis des Kurses lüften«, d. h. den Teilnehmern einen kleinen Überblick dessen geben, was nun und in der Folge auf sie zukommt. Die Schilderung über Sinn und Ziel der Methode, Anwendungsgebiete, Grenzen etc. werden Sie vermutlich auf die ersten Stunden aufteilen. Planen Sie aber auf jeden Fall genug Zeit für die Entspannung, ein nachfolgendes Gespräch über die persönlichen Erfahrungen und für Anleitungen zum Üben zu Hause ein. Auch wenn Ihnen noch so viel erzählenswert erscheint – eine Sitzung ohne praktische Übung ist für die meisten Menschen einfach langweilig.

4.4.2 Die Mitte

Der mittlere Kursabschnitt ist sicher etwas heikel: Die Erwartungsspannung des Anfangs ist vorbei und spätestens jetzt dämmert allen Teilnehmern, dass sie es leider nicht mit magischen Vorgängen, sondern einem Stück eigener Arbeit zu tun haben. Diese Frustration demotiviert. Das ist die Zeit, in der der eine oder andere auch einmal eine Gruppensitzung auslässt. Nun muss der Therapeut ein kleines Kunststück vollbringen: Die positive Spannung muss gehalten werden und die Neugier auf sich selbst und auf das »nächste Mal« darf nicht abnehmen!

Auch wenn ein kritisches Hinterfragen der eigenen Arbeit in jedem Abschnitt sinnvoll ist, quälen Sie sich bei der Abnahme der Motivation nicht allzu sehr mit Schuldgefühlen! Sie haben vermutlich nichts falsch gemacht! Dieser »Einbruch« nach der Euphorie der ersten Zeit (sofern es eine gab) ist so vorhersehbar, dass Sie nicht überrascht sein sollten. Er gehört zur Dynamik aller Vorgänge, bei denen es um Veränderung geht. Sei es ein sportliches Training, eine Diät, das Erlernen der Fertigkeiten auf einem Musikinstrument, eine Psychotherapie oder eben das Aneignen eines Entspannungsverfahrens. Nach einiger Zeit wird einem klar, dass man nicht nur konsequent »dran bleiben«, sondern dass man schließlich auch alte Muster aufgeben muss. Fragen kommen nun auf, die sich die Betroffenen in der Regel vorher nicht überlegt haben: Welche Funktion hatte denn das (angeblich) unerwünschte Verhalten im Tagesablauf? Wovor schützten vielleicht die Nervosität, die Angst, das körperliche Symptom? Will ich überhaupt ohne Stress leben? Bekomme ich die nötige Zuwendung und Rücksichtnahme ohne mein »Problem«? Diese und noch viele andere Zweifel kommen möglicherweise hoch. Oft bleiben sie in einem halbbewussten Zustand stecken und sind nur an einem gewissen Unbehagen spürbar. In den seltensten Fällen werden sie - in der Gruppe von den Betroffenen ausgesprochen. Da bedarf es ohne Zweifel eines hohen Maßes an »Erspüren« beim Therapeuten. Sprechen Sie ganz vorsichtig Ihre Vermutung aus! Lassen Sie die Antwort im Raum stehen – sie ist oft noch nicht reif, angenommen zu werden! Über die Woche, bis zur nächsten Sitzung, kann sie »einsickern«, arbeiten und vielleicht zu einem Stückchen Klarheit verhelfen.

4.4.3 Die Endphase

Nun geht der Kurs dem Ende zu. Manche sind darüber froh und andere werden von gelinder Panik erfüllt: Was sie bis jetzt nicht erlernt haben, kommt auch nie mehr – so glauben sie. Nun heißt es für Sie: Mut machen! Erzählen Sie (optimalerweise anhand von kleinen Fallgeschichten), wie sich Lernprozesse noch über Wochen und Monate entwickeln. Lassen Sie auch nicht unerwähnt, wie sich jahrelanges Üben auswirkt (es sollte allerdings nicht zur Norm erhoben werden, denn der Leidgeplagte wünscht sich kurz- bis mittelfristige Verbesserungen und will nicht jahrelang darauf warten). Es sollte den Lernwilligen aber klar sein, dass jeder sein ganz persönliches Entwicklungstempo hat. Er hat ein Recht darauf, sich danach und nicht nach einer Norm zu richten. (Für manche ist diese Einsicht ein Schlüsselerlebnis, da sie doch in ihrer Kinderzeit so oft mittels Normen verglichen und bewertet wurden. Das Baby, das früher ging oder keine Windeln mehr brauchte, wurde bewundert. Langsamentwickler werden leider häufig diskriminiert und ungerecht behandelt.) Hier, in der Entspannung, soll allein die individuelle Ausrüstung jedes Einzelnen bestimmend sein. Daher darf es im Kurs keine Konkurrenz zwischen jenen geben, die bereits Erfolge haben, und den anderen, die noch ein bisschen daran arbeiten müssen. Um dieses Konkurrenzgefühl (das in unseren Breiten so häufig ist) hintan zu halten, bedarf es der ganzen Aufmerksamkeit des Therapeuten. Jede Intervention, die stützend und ermutigend ist, kann angewandt werden. Jeder Teilnehmer sollte mit der Gewissheit abschließen »Was jetzt nicht ist, kann noch werden!«

Falls Sie Erfolgskontrollen mittels Fragebögen, Beschwerdelisten und dergleichen machen, so ist es ratsam, die Ergebnisse nicht öffentlich in der Gruppe zu besprechen, denn damit rutscht man wieder in das sattsam bekannte Muster des Bewertens und Benotens, das wir um der hoffnungsvollen Atmosphäre willen vermeiden wollen.

Wenn Sie sich nun bereit erklären, für später aufkommende Fragen erreichbar zu sein, kann einem angenehmen Gefühl des Klienten beim Abschluss des Kurses eigentlich nichts mehr im Wege stehen.

4.5 Weiteres Beachtenswertes während und nach der Entspannungstherapie

Nun noch zu einigen Gebieten, die sich im praktischen Umgang mit der Entspannungstherapie bzw. schon bei der Planung ergeben.

4.5.1 Arbeitsunterlagen

In jedem Kurs gibt es immer wieder die Bitte und Frage nach Übungsunterlagen und begleitender Literatur. Es ist mir bekannt, dass manche Kollegen bereitwillig Bücher empfehlen (vielleicht manchmal auch mit dem Hintergedanken, sich dadurch so manche Erklärung zu ersparen).

Ich gehe bewusst einen anderen Weg: Meine geschriebenen Hinweise sind während des Kurses sehr gering und Bücher (meine selbst verfassten eingeschlossen) empfehle ich allenfalls erst ganz zum Schluss. Ich möchte dadurch erreichen, dass der Klient nicht durch Überlegungen und Erwartungen beeinflusst wird, sondern sich jedesmal neu in das Abenteuer, das ihm der Körper oder die Psyche diesmal bietet, einlässt. In unserem Medienzeitalter wird man vom geschriebenen Wort nahezu überflutet. Es ist daher not-

wendig, mitunter Vorinformationen auszusetzen, damit der mit sekundärem Wissen vollgestopfte Kopf nicht den authentischen Erfahrungen im Wege steht.
Ich gebe üblicherweise nach der zweiten Kursstunde den Teilnehmern eine schlagwortartige Liste der Übungen in die Hand und bitte, keinesfalls vorzulernen, um sich nicht etwas Falsches einzuprägen. Die Anweisungen sind so karg, dass der »Wissende« zwar eine Gedächtnisstütze hat, aber die noch nicht erlernten Übungen schwer vorstellbar sind. Auf diese Weise soll verhindert werden, dass Übereifrige vorlernen oder die Erwartungen die Aufmerksamkeit auf die Körpergefühle während des Übens stören. Die andernfalls leider oft innerlich gesagten Feststellungen wie »Aha – jetzt kommt diese Übung, die ich bereits gelesen habe!« oder das noch Fatalere »Das kenne ich schon alles!« werden dadurch nach Möglichkeit verhindert. Die Sprache des Körpers, die es zu lernen gilt, besteht aus so kleinen und diskreten Zeichen, dass sie ohne ständige Offenheit und Neugier nicht wahrgenommen werden. Im Besonderen für intellektuell arbeitende Menschen entsteht durch dieses Aussetzen des geschriebenen Wortes manchmal eine leichte Frustration. Sie können dadurch ausnahmsweise nicht alles vorplanen und verstandesmäßig erfassen. Hinterher (und das wird mir oft bestätigt) gibt es aber eine reiche Belohnung in Form einer unerwarteten Selbsterfahrung.
Die Liste mit der Übungsreihenfolge dient aber nicht nur als Gedächtnisstütze der Klienten, sie ist auch manchmal für die Einsteiger unter den Entspannungstherapeuten hilfreich. Wer am Anfang seiner »Laufbahn« Angst hat, in der Aufregung Übungen zu vergessen oder zu verwechseln, sollte sich ein kleines, diskretes Zettelchen mit den Anweisungen anfertigen. Auch wenn es nicht benützt wird, gibt es ein Gefühl der Sicherheit, im Notfall eine »Krücke« zu haben.
Eine weitere Arbeitsunterlage, vor allem für die Zeit »danach«, ist ein Tonband.
Besonders jene Benutzer, die bei Unsicherheit ihre Übung nicht durch Nachlesen unterbrechen wollen, besprechen sich gerne selbst eine Kassette.
Dazu aber noch ein paar Bemerkungen zum Verwenden von Tonträgern. Es kann mitunter sehr entspannend und hilfreich sein,

sich zurückzulehnen, ein Tonband einzuschalten und, ohne an die regelrechte Abfolge der Übungen denken zu müssen, einfach mitzumachen. Manchmal ist es auch nützlich zu überprüfen, ob man das Programm noch gut und sicher in seinem geistigen Repertoire hat (es kommt mitunter vor, dass sich Fehler einschleichen und mit der Zeit festschreiben). Auch wenn das Tonband somit von Zeit zu Zeit sinnvoll ist, sollte man sich dennoch nicht daran gewöhnen, ausschließlich mit Tonband zu üben. Das Ziel unserer Bemühungen ist es, ein im Gehirn eingespeichertes Hilfsprogramm zu haben, das man immer und überall im Alltag anwenden kann (also auch wenn es keinen Kassettenrekorder in der Nähe gibt). Gewöhnt man sich aber zu sehr an das Anhören eines Tonbandes, so wird der Automatismus im Gedächtnis geschwächt – man muss wieder länger nachdenken, wie die Übungen aufeinanderfolgen. Daher: Machen Sie sich ruhig ein Tonband, aber benützen Sie es nur von Zeit zu Zeit.

Der Text im ersten Kapitel kann nur als Anregung dienen. Es ist wesentlich, dass Ihr persönliches Tonband in Ihrer eigenen Ausdrucksweise besprochen ist. Zögern Sie daher nicht, ihn so lange zu ändern, bis er (zwar nicht im Inhalt, aber in der Form) für Sie absolut maßgeschneidert ist. Am besten ist es, wenn Sie beim Sprechen zumindest andeutungsweise mitmachen, um die für Sie richtigen Zeitabstände zu finden. Sie sollten Spannung, Übergang und absolute Entspannung in den jeweiligen Muskelgruppen gut wahrnehmen können. Wenn das nicht möglich ist, machen Sie die Übungen offensichtlich zu schnell. Lassen Sie auf jeden Fall die Zeit des Nachspürens um einiges länger als die Zeit des Spannens. Manche Therapeuten der Progressiven Muskelentspannung raten zu 5 Sekunden Spannung bzw. 30 Sekunden Entspannung und Nachspüren (andere wieder schlagen zwei Minuten Spannung und vier Minuten Entspannung vor). Ich meine jedoch, dass es nicht sinnvoll ist, an Zeitspannen zu denken. Man sollte vielmehr seine Aufmerksamkeit auf die Intensität der Wahrnehmung lenken: also Qualität statt Quantität.

Sprechen Sie in Ihrer normalen Stimme, d. h., verfallen Sie nicht in einschläfernden Singsang, sonst schlummern Sie bald »süß« und kommen niemals bis zu den letzten Übungen.

Ist ein Tonband eine hilfreiche Unterstützung für alle Klienten, die sich von Zeit zu Zeit einem »Vordenker« überlassen wollen, so ist es für den angehenden Therapeuten aber eine unverzichtbare Hilfe zur eigenen Schulung. Nachdem man es sich zu Hause mehrmals (und auch abschnittweise) vorspielen kann, hat man eine Möglichkeit, Schritt für Schritt das eigene Gefühl für Abstände und Stimmveränderungen zu entwickeln und zu verfeinern. Wenn man darauf basierend eine gewisse Sicherheit erworben hat, kann man auch eigene Formulierungen einbauen.
Jeder Entspannungstherapeut sollte vor seinem ersten Kurs selbst ein Tonband besprechen, um sich eine Rückmeldung über den eigenen Stil zu geben. So lässt sich solange daran feilen, bis man das Gefühl hat, die (zumindest für diesen Zeitpunkt) optimale Lösung gefunden zu haben.

4.5.2 Das Honorar

Entspannungstrainings werden:
- von Klienten voll finanziert in freien Praxen,
- von Krankenkassen unterstützt,
- in Volkshochschulen subventioniert angeboten,
- in Betrieben für die Mitarbeiter bezahlt und
- in Krankenhäusern und Beratungsstellen von den Trägern (Stadt, Staat etc.) zum großen Teil kostenlos angeboten.

Hat die Tatsache der unterschiedlichen finanziellen Beteiligung einen Einfluss auf die Wirksamkeit?
In der Tat scheint es so zu sein! Sowohl die Erfahrung als auch die Forschung zeigen, dass eine Eigenbeteiligung des Einzelnen die Motivation zum aktiven Lernen wesentlich hebt. Nun kann diese Eigenbeteiligung verschieden ausfallen: Sie kann sich in Form eines eigenen Entschlusses für einen Kurs zeigen, sie kann ein Bereitstellen von Freizeit oder auch eine Bezahlung aus der eigenen Tasche bedeuten. Die Motivationsforschung hat gezeigt, dass alle drei genannten »Opfer« gemeinsam die Bereitschaft ganz aktiv am Lernprozess mitzuarbeiten am stärksten nach sich ziehen. Wer etwas aufwendet, will auch seinen Aufwand gerechtfertigt sehen. Er achtet besser darauf, sich vom Therapeuten »etwas« zu holen. Das heißt aber, dass er aufmerksamer ist, mehr mitdenkt, die eige-

nen Wünsche klarer erforscht und sie auch äußert. Wenn sich herausstellt (wie es bei der Entspannung tatsächlich ist), dass eigene Mitarbeit und Mitverantwortlichkeit zum guten Gelingen erforderlich sind, so ist dieser motivierte Klient meist bereit, sie auch zu liefern. Wer schon etwas für den Erfolg eingesetzt hat, will seine »Felle« nicht davonschwimmen sehen, sondern setzt gerne zur »Sicherung« noch etwas ein (in diesem Fall das Trainieren während der Woche). Wir sehen also, dass die Bedingungen in der freien Praxis ohne Zweifel die besten sind, während die gutgemeinten Gesundheitsvorsorgemaßnahmen in den Betrieben am wenigsten greifen. Das ist sehr schade, aber die menschliche Natur ist eben so, dass alles, was gratis ist, nicht so geschätzt wird. Wenn noch dazu Dienstzeit zur Verfügung gestellt wird, nimmt der Grad an eigenverantwortlichem Engagement weiter ab. Wie sehr die Entsendung der Mitarbeiter zum Entspannungskurs von Seiten der Chefs zusätzliche Störfaktoren liefern kann, sehen wir im Kapitel »Mangelnde Kooperation durch zu wenig Motivation«.
Alle anderen obengenannten Finanzierungsmöglichkeiten erzeugen Zwischenstufen auf der Skala der Wirksamkeit einer Methode. Mir ist es wichtig, dass Sie als Therapeut die Auswirkungen der finanziellen Beteiligung (auch) »mitlesen«, um sich klarzumachen, dass einerseits »soziale Erwägungen« nicht immer gut für den Erfolg einer Unternehmung sind und dass andererseits nicht immer Sie »schlecht« sind, wenn der Erfolg eines Kurses mäßig ist. Wer zufällig nacheinander eine kleine Gruppe von selbst entschlossenen Klienten und eine große Gruppe von »Herdentieren«, die sich »berieseln lassen«, betreuen kann, wird den Unterschied der Arbeitsbedingungen klar erkennen. (Mehr davon im Kapitel über die Gruppengrößen.)
Bezüglich des Honorars ist also ganz klar zu sagen: Ein angemessener Beitrag erhöht die Wahrscheinlichkeit des Erfolgs.
Ein wesentlicher Punkt ist auch der Zeitpunkt der Bezahlung.
Es hat sich erwiesen, dass das Entrichten des ganzen Beitrages zu Beginn der ersten Stunde (oder schon vorher) die Kontinuität des Kursbesuches wesentlich erhöht. Wer für die Sitzungen bereits bezahlt hat, der versäumt sie viel seltener. Selbst wenn es regnet oder schneit, ein überraschender Besuch kam oder sich eine kleine Un-

pässlichkeit einstellte – der »innere Schweinehund« wird meistens überwunden und die Kursstunde aufgesucht. So bekommen Körper und Psyche in (zumeist) wöchentlichen Abständen genau jene Lernportion, die der Therapeut vorgesehen hat. Der Erfolg ist auf diese Weise viel wahrscheinlicher, als wenn Sitzungen nach Lust und Laune versäumt werden, weil Ausfälle entweder nicht bezahlt werden müssen oder man jederzeit ohne finanziellen Verlust abbrechen kann. Manche frühere Entspannungsmisserfolge, von denen Klienten berichten, werden lakonisch »Es hat mir eben nicht gefallen!« kommentiert. Meist sind diese fehlgeschlagenen Versuche in einem Setting geschehen, das einem Abbruch oder Fehlstunden keinerlei Hürde entgegengesetzt hatte. Diese Entscheidungshürden sind sehr leicht in Form einer wohlüberlegten, zeitgerechten Bezahlung zu errichten und nützen schließlich den Klienten.

4.5.3 Bestätigungen

Manche Klienten wollen Kursbestätigungen (abgesehen von der Honorarquittung). Vor allem Studenten (die gewohnt sind, »Scheine« zu sammeln) oder Angehörige von Gesundheits- oder Sozialberufen (die einen Beleg ihrer erhöhten Kompetenz für ihre Dienststelle brauchen) wünschen sich solche Bestätigungen. Ich halte das für ein legales Anliegen, da doch tatsächlich der aktive Besuch eines Entspannungskurses auch das berufliche (neben dem privaten) Repertoire erweitert. Das Kriterium ist aber eben der »aktive Besuch«! Es reicht daher nicht, das Honorar entrichtet zu haben und in der Folge »beim Kurs vorbeizuschauen«. In Ihrem eigenen Interesse sollten Sie als Therapeut darauf achten, nicht in Misskredit zu kommen. Ein angeblicher Schüler von Ihnen, der durch seine mangelnde Anwesenheit weder genügend Erfahrung mit sich machte noch begriffen hat, um was es geht, sich aber später auf Sie beruft, ist keine gute Reklame für Sie.

Es empfiehlt sich daher, ganz klar zu Beginn eines Kurses zu sagen, welches Ihre Bedingungen für eine Kursbestätigung sind, um sich spätere unangenehmen Diskussionen zu ersparen.

Ich gebe normalerweise auf Wunsch Bestätigungen über den erfolgten Besuch, wenn nicht mehr als eine Sitzung versäumt wurde.

Ich bestätige selbstverständlich dabei keine (wie immer gearteten) Kenntnisse, da es am Ende eines Entspannungskurses keinerlei Prüfung gibt, die es mir ermöglicht, einen Erfolg zu objektivieren. Es erweist sich als günstig, wenn man bereits eine Art »Bestätigungsformular« bereit hat, da man sich Form und Wortlaut zuvor überlegen und jederzeit ohne Überforderung darauf zurückgreifen kann.

4.5.4 Follow-up

Von manchen Klienten kommen Wünsche nach einer Follow-up-Sitzung. Das ist ein gutes Zeichen, denn die betreffenden Klienten haben zumindest zum gegenwärtigen Zeitpunkt die Absicht, auch wirklich an der Entspannung »dran zu bleiben«. Diesen Wünschen nachzukommen, halte ich für sehr sinnvoll, da dabei die tatsächlichen Probleme der Alltagspraxis erörtert werden können. Erfahrungsgemäß gibt es allerdings bei den Follow-up-Angeboten einen beachtlichen Klientenschwund. Selbst jene, die begeistert einem Termin zustimmten, lösen sich mitunter in Luft auf.
Warum ist das so?
Nun – ich kann nur Vermutungen anstellen. Ich nehme an, dass bei einem Teil der Leidensdruck durch das konsequente Üben der Entspannung nachließ und daher keine weitere Motivation vorhanden ist. (Das ist meine positivste Vermutung.)
Ein weiterer Teil hat schlicht und einfach den Termin »verschwitzt«.
Ein Teil geniert sich zuzugeben, dass nicht geübt oder praktiziert wurde.
Und ein Teil kommt – Gott sei Dank!
Mit diesen verbliebenen »Schäfchen« lassen sich nun sehr gut Erfahrungen austauschen. Dies ist der glückliche und seltene Fall, dass man als Therapeut wenigstens eine Teil-Rückmeldung über den Verlauf der einzelnen Problemgeschichten bekommt. Aber auch die Klienten profitieren selbstverständlich, denn gemeinsam kann man nun nach neuen Lösungen zur Weiterentwicklung suchen. Oft werden auch andere innere Sätze formuliert, die der aktuellen Situation entsprechen.
Meist besteht auch der Wunsch, wieder einmal miteinander eine Form der Entspannung zu machen (einerseits als eine Art Grup-

penerleben, andererseits um zu überprüfen, ob man nicht in der Zwischenzeit ein wichtiges Stück der Entspannung »verloren« hat).
Follow-ups sind daher eine gute Möglichkeit der Weiterentwicklung, aber eine Anforderung an das Organisationstalent der Therapeuten.

4.5.5 Die Freiheit, den eigenen Stil zu finden

Für jemanden, der eine Entspannungsmethode erlernt, ist das klare Konzept vorderhand sehr wichtig. Nur ein gleichbleibender Ablauf von Handlungen (Übungen) verwandelt sich relativ schnell in ein Ritual, das automatisiert wird. Wir wissen von unzähligen Situationen im Alltag, dass es sehr entlastend ist, gewisse Automatismen zu haben. Wenn man schlaftrunken morgens ins Badezimmer taumelt, vereinfacht es den Gang der Dinge enorm, dass man wie ferngesteuert zu Zahnbürste und Zahnpasta greift und ohne zu denken zu putzen beginnt. Würde man täglich aus einer Reihe von verschiedenen Zahnbürsten und Pasten die jeweils passende auswählen müssen, um sich nachher zu überlegen, ob man rechts oder links, auf der Innen- oder Außenseite der Zähne zu putzen beginnen sollte – viele von Ihnen wären zu dieser morgendlichen Stunde überfordert. Da ist es doch gut, ein gewisses Maß an Selbstverständlichkeit in diesem Punkt erworben zu haben. Dennoch kann man sich irgendwann am Nachmittag (wenn das Gehirn gut arbeitet) überlegen, ob es nicht sinnvoll wäre, sich einmal eine elektrische Zahnbürste anzusehen. Auch an den Kauf eines Mundspülgerätes kann man in aller Ruhe denken und die verschiedenen angebotenen Produkte auf ihre Tauglichkeit prüfen. So gibt es nebeneinander einerseits Routine, andererseits das Einbeziehen neuer Möglichkeiten.
Genauso ist es bei der Entspannung: Es ist sinnvoll, ein gut verankertes Ritual in seinem Repertoire zu haben. In »Notzeiten« sollte man nicht lange nachdenken müssen, sondern ganz automatisch zumindest eine Kurzentspannung machen können. Erst dann ist der Transfer der Entspannung in den Alltag wirklich gelungen. Darüber hinaus kann sich jeder Anwender von Zeit zu Zeit die Chance geben, in sich hineinzuhorchen und zu ermitteln, welche Form oder welche Übung er zur Zeit besonders braucht.

Verschiedene Entspannungsschulen (und innerhalb dieser auch verschiedene Vertreter) stehen der Frage der Variabilität der Methode sehr unterschiedlich gegenüber. Wie ich in einer anderen Publikation (Lit. 35) sehr genau beschrieben habe, zeichnet sich das von mir weiterentwickelte System »Halten und Loslassen« durch eine besondere Benutzeranpassung aus. Ich ermuntere jeden, den Mut zu haben, seinen persönlichen Stil zu erarbeiten.
Nun ist mir bewusst, dass diese Frage für jeden neuen Entspannungstherapeuten sehr schwierig zu handhaben ist. Wie weit soll man methodentreu oder kreativ sein? Wie sehr kann man bei Klienten Abweichungen zulassen oder als Widerstand deuten?
Der Schlüssel ist meines Erachtens die eigene Sicherheit: Je mehr sich ein Therapeut am Anfang seiner »Laufbahn« befindet, desto mehr soll er sich an ein bestehendes Gerüst anlehnen. Das gibt Klarheit und die Gewissheit, auch wirklich im Rahmen des wohlüberlegten Konzeptes zu bleiben. Erst wenn jemand genügend Wissen und vor allem Erfahrung angesammelt hat, um Widerstände auch wirklich zu erkennen, lässt sich darüber nachdenken: Sind sie bearbeitbar? Lassen sie sich unterwandern? Oder kann ich einer Variation zustimmen, die dem Klienten wirklich hilft?
Auf jeden Fall ist es aber sinnvoll, den Klienten mehrere Formen anzubieten, unter denen sie je nach Alltagssituation frei wählen können. Alle sollen gleichermaßen gut verankert sein, damit die Benutzerfreundlichkeit der Entspannungsmethode gewährleistet ist.
In diesem Zusammenhang möchte ich letztlich noch etwas erwähnen, das im Kapitel über Stimmen und Sprache schon anklang: Ein Geheimnis der guten Vermittlung von Entspannung ist sicher Authentizität. Daher seien Sie so sehr »Sie«, wie Sie nur können! Ihre persönliche Art sich auszudrücken ist Trumpf! Wenn Sie auch ein immer wiederkehrendes Ritual an Übungen vermitteln, so gönnen Sie sich auf jeden Fall, Ihren Tonfall, Ihren Dialekt, Ihre eigene Sprache damit zu verbinden. Vor allem in Gegenden, in denen nicht Hochdeutsch (oder eine andere Hochsprache) benützt wird, ist es im Sinne eines guten Transfers nötig, eine Sprache zu benutzen, die Ihre Klienten gut annehmen können: also Ihre authentische.

5. Probleme und ihre Lösungen

Wenden wir uns nun den Problemen zu, die bei der Vermittlung eines Entspannungsverfahrens auftreten können. Es handelt sich hier ausdrücklich nicht um die Anliegen, mit denen Klienten zur Entspannung kommen oder von Ärzten gesendet werden. Diesen Anwendungsgebieten ist im Band »Halten und Loslassen« sehr breiter Raum gewidmet und ich ersuche alle Interessenten, dort nachzuschlagen. (Einen kleinen Überblick darüber finden Sie im 1. Kapitel.) Hier soll nur jener Teil betrachtet werden, der von den Therapeuten besondere Aufmerksamkeit erfordert, da er sich auf den Heilprozess und die Gruppendynamik auswirkt. Ich war leider öfter Zeuge von Entspannungskursen, in denen so getan wurde, als ob es all diese Probleme nicht gebe. Da diese Entspannungstrainer meist keinerlei Wert auf Feedback legten, wissen sie auch nicht, was in den Köpfen der Teilnehmer vor sich ging und sich möglicherweise dem Erfolg ihrer Methode entgegenstellte.
Nun – wir wollen zumindest versuchen, uns einige problematische Seiten anzusehen. Dazu wenden wir uns zuerst ein paar körperlichen Gegebenheiten zu, die ein Hindernis für Lernerfolg sein können. Dann werden ein paar psychische »Stolpersteine« genannt, gefolgt von den Problemen, die in der Interaktion zwischen Therapeuten und Klienten auftreten können. Schließlich sehen wir uns ein paar typische Problemklienten an, die mit ihrer speziellen psychischen Ausrüstung jeden Kurs und jede Einzel-Entspannungstherapie wesentlich beeinflussen.
Die Liste der Probleme erhebt natürlich keinen Anspruch auf Vollständigkeit. Auch die empfohlenen Maßnahmen verstehen sich ausschließlich als Anregung. Sie entstanden im praktischen Umgang während vieler Therapien. Doch hält das Leben erwiesenermaßen ständig Überraschungen bereit und Sie werden noch genügend Gelegenheit haben, neue Lösungen zu finden.

5.1 Körperliche Erschwernisse für die Entspannung

Das körperliche Leiden, das ein Klient durch die Entspannung gelindert haben möchte, sollte für den Therapeuten niemals ein Problem, sondern die Aufgabe sein. Gemeinsam nach Lösungen, Entspannungsvariationen und passenden inneren Sätzen zu suchen, erhöht die Motivation des Lernenden und gibt ihm das Gefühl, ganz speziell behandelt zu werden. So werden keine »Kochrezepte« vermittelt, sondern auf die individuelle Geschichte eingegangen.
Es gibt aber auch Probleme, die relativ unerwartet auftreten (also mit der Grunderkrankung nicht immer etwas zu tun haben). Von ihnen handeln die nächsten Abschnitte.

5.1.1 Während der Entspannung auftretende Beschwerden (Herzklopfen etc.)

Gelegentlich berichten Klienten von Beschwerden, die sich (angeblich) während des Übens bildeten oder verstärkten. Wenn auch der Fall häufiger ist, dass sich Schmerzen, Spannungen, Missbehagen aller Art verkleinern oder auflösen, müssen wir auch der umgekehrten Reaktion, der Bildung von körperlichen Problemen, ein hohes Maß an Aufmerksamkeit schenken. Zum einen haben die Klienten ein Recht darauf, in ihrer »Beladenheit« wahrgenommen zu werden (denn deshalb sind sie doch zum Entspannungstraining gekommen), zum anderen ist es gerade im Kurs von großer Beispielwirkung, dass man hier »problematisch« sein darf. Oft ist diese Erfahrung im krassen Gegensatz zum sonstigen Alltag.
Sowohl in der Einzelentspannung als auch in der Gruppe können wir Therapeuten sehr gut beobachten, dass offenbar plötzlich irgendeine Irritation auftritt: Der Betroffene bewegt sich, greift sich vielleicht an eine Körperstelle oder massiert sie. Manchmal beginnt jemand heftiger zu atmen oder zieht angespannt die Schultern hoch. Andere wieder öffnen die Augen, starren irgendwohin oder suchen den Blickkontakt mit dem Therapeuten. Darüber hinaus gibt es noch viele andere Zeichen (Stirne runzeln, Augen zusammenzwicken usw.), die klar zeigen, dass man nach der Entspannung unbedingt etwas ansprechen muss.

Nun ist es ohne Zweifel von Vorteil, wenn der Therapeut über ein gewisses Maß an Erfahrung mit körperlichen Symptomen verfügt. Das erleichtert zu entscheiden, ob es sich nun (endlich) um das Wahrnehmen absolut behandlungsbedürftiger Krankheiten handelt oder ob ein hypochondrischer Klient über normale Reaktionsmöglichkeiten seines Körpers irritiert ist.

Wie auch immer, das Gebot Nummer 1 heißt: Nicht erschrecken, sich nicht aufregen!

Ihr Schreck würde sich unweigerlich auf den Klienten übertragen und die Beschwerden verschlimmern.

Sofern es die Situation nicht erfordert, dass man sofort handeln muss (Herzinfarkt, Ohnmacht etc.), empfiehlt es sich, einfach Ruhe zu bewahren. (In meiner über 20-jährigen Erfahrung mit Entspannungsklienten habe ich noch nie erlebt, dass momentaner Handlungsbedarf gegeben war – dies sei zu Ihrer Beruhigung gesagt!) Im Zweifelsfall sollte man eine medizinische Abklärung in den nächsten Tagen empfehlen (oder manchmal sogar fordern). Weiß man aber, dass der Klient, der während der Entspannung Herzklopfen bekam, ein überprüft gesundes Herz hat oder dass die Magenschmerzen mit Sicherheit nichts mit einer ernstlichen Magenkrankheit zu tun haben (weil erst kürzlich genau untersucht wurde), so handelt es sich höchstwahrscheinlich um die körperliche Reaktion eines belastenden Gedankens oder Gefühls, die aus den tieferen Schichten der Psyche langsam auftauchen. Bevor sie klar ins Bewusstsein treten, erzeugen sie oft irgendeine Form von Unbehagen oder Spannung. Je nach Reaktionsmuster jedes einzelnen Menschen sind die entsprechenden Symptome unterschiedlich.

Normalerweise reicht es, dem Klienten zu empfehlen, die auftretenden Schwierigkeiten weiter zu beobachten, sich allenfalls Notizen zu machen und während der nächsten Sitzungen darüber zu berichten.

Nun kann zweierlei passieren: Entweder verschwinden die Probleme von selbst (möglicherweise durch die bereits erfolgte Zuwendung oder weil der Zeitpunkt noch nicht gekommen ist, wo das Problem klarer zutage tritt), oder das Symptom kommt wieder. In diesem Fall ist es außerordentlich günstig, die Begleitumstände einmal genau registriert zu haben. Jeder Arzt ist dankbar für die genaue Schilderung der Situation, denn nur so kann er effektiv behandeln. Und sind die Ursachen der Verspannungen rein psychisch, so wird durch die Notizen häufig klarer, welches die Auslöser in Beruf und Privatleben sind.

5.1.2 Körperliche Hindernisse in manchen Regionen

Manchmal kommt es vor, dass in einer Körperpartie bestimmte Umstände auftreten oder bereits vorhanden sind, die selbst eine leichte körperliche Anspannung (wie sie bei der Progressiven Muskelentspannung vorgesehen ist) nicht ratsam oder nicht möglich erscheinen lassen. In der Mehrzahl der Fälle handelt es sich um Freizeit- oder Berufsverletzungen, akute Ischiasanfälle, Zahnwurzelbehandlungen und dergleichen, die während der Lernphase die Kreativität des Kursleiters fordern (denn nun müssen Variationen erdacht werden). Manchmal kommen auch Klienten mit einem körperlichen Defekt, der schon von Beginn an besteht (z B. ein steifes Bein, eine noch ungenügend verheilte Operationsnarbe oder ein fehlender Körperteil) und der einer besonderen Behandlung bedarf.

Es versteht sich von selbst, dass bei allen Entspannungsarten, bei denen der Körper ruhig bleibt, in diesem Fall kein Problem auftritt. So ist es mitunter einfacher, wenn bei Körperdefekten eher zum Autogenen Training oder zur Meditation als Mittel der Wahl gegriffen wird. Wer sich aber zur körperbezogenen Progressiven Muskelentspannung hingezogen fühlt, sollte sich nicht abschrecken lassen. Es hat sich noch für jeden eine Lösung gefunden. Nehmen wir also den Fall an, dass es Muskelgruppen gibt, die schon früher, jetzt und in der Zukunft nicht gespannt werden können. Bei allen diesen Situationen können wir ruhig von der Tatsache ausgehen, dass die Entspannung mit Sicherheit generalisiert, d. h. auch in den nicht aktiv übenden Teil hinfließt. Wenn also z. B. ein Arm unbeweglich ist, so kann man diesen Teil mental üben. Man kann auch nach jedem Abschnitt oder am Ende den Entspannungsfluss innerlich betonen, indem man sagt »Die Entspannung fließt überall hin, wo ich es brauche« oder »Die Entspannung breitet sich aus« oder »Die Entspannung fließt in beide Arme« und dergleichen. Selbst bei nichtvorhandenen Körperteilen (die im Krieg oder bei einem Unfall verloren wurden oder aus anderen Gründen amputiert werden mussten) hat es sich als erfolgreich herausgestellt, wenn mit dem Phantomteil mental mitgeübt wurde.

Nun noch zu dem Fall, dass ein Defekt unvorhergesehen eintritt und somit ein Übungshindernis darstellt. Da diese Situation garantiert jeden Klienten in der Zukunft irgendwann ereilen wird, sollte man im Entspannungskurs unbedingt darüber reden, was zu tun ist, wenn jemand ein Gipsbein, eine Bandscheibenoperation, einen eitrigen Zahn oder sonst ein körperliches Problem hat. Es ist gut, die Klienten zu ermuntern, mit all ihren gelernten Möglichkeiten kreativ umzugehen. Sie können leicht oder gar nicht anspannen, können eine Übung einfach auslassen oder eine neue selbst erfinden, die das Krisengebiet schont. Und schließlich kann mental geübt werden. Die obengenannten Sätze sind auch in diesem Fall sehr sinnvoll. Auf jeden Fall sollte keine Bewegung, die schmerzt, gemacht werden. So viel Achtsamkeit mit seinem Körper hat hoffentlich jeder während des Kurses erlernt.

5.1.3 Was tun, wenn bei einem Klienten sexuelle Erregung auftritt?

Entspannung wirkt sich auf alle Körperpartien aus und spart den Genitalbereich nicht aus. Wenn Bauch, Hüften und Schenkel warm durchströmt werden, kann sich natürlich sexuelle Erregung einstellen. Das ist für Therapeuten unproblematisch, aber die betroffenen Klienten sind manchmal peinlich berührt und fürchten, dass man es ihnen ansieht. Um die Intimsphäre jedes Teilnehmers zu wahren, ist es grundsätzlich empfehlenswert, von vornherein dünne Decken anzubieten. Viele schätzen es, sich vor allfälligen Blicken (auch des Therapeuten) zu schützen, und fühlen sich unter dieser Schutzschicht sicherer.

Ich habe noch nie erlebt, dass sexuelle Erregung von einem Gruppenteilnehmer berichtet wird, auch wenn sie auftrat. Dieses delikate Thema wird normalerweise nicht angesprochen. Der Gruppenleiter oder die Gruppenleiterin merken zwar manches, sollten sich aber davor hüten, jemanden bloßzustellen. Vorbeugend ist es aber zweckmäßig zu sagen, dass sexuelle Erregung während der

Entspannung durchaus normal ist und niemanden (auch beim Üben zu Hause) beunruhigen sollte.
In der Einzeltherapie ist die Situation aber etwas anders: Wie schon bei den Settingfragen näher beleuchtet, ist die Atmosphäre in Einzelsitzungen intimer. Wenn nun bei einem Klienten (vor allem einem andersgeschlechtlichen) sexuelle Gefühle hochkommen, so ist es grundsätzlich möglich, dass die Erregung mit der Anwesenheit des Therapeuten assoziativ gekoppelt wird. In der Folge wird sich das Lustgefühl durch den erfolgten Lernprozess (also durch Konditionierung) immer oder häufig einstellen, wenn die beiden einander in einer Einzelsitzung treffen. Im Zuge dessen sind alle erdenklichen Sexualprojektionen auf die Therapeutin oder den Therapeuten möglich. Man kann sich leicht vorstellen, wie sich aus Missverständnissen und Fehldeutungen des Klienten sehr unerfreuliche Konflikte ergeben können.
Daher meine Warnung: Gehen Sie gerade in der Einzeltherapie bewusst auf Distanz. Wenn Sie sich nicht sicher sind, dass Sie das können (weil Ihnen vielleicht der Klient oder die Klientin gut gefallen), dann lassen Sie im Zweifelsfall den Entspannungskurs lieber von einem Kollegen durchführen oder gehen Sie ein Gruppensetting ein.
Bieten Sie auf jeden Fall eine dünne Decke an und setzen Sie sich etwas entfernt hin. Vermeiden Sie jeden Körperkontakt. Es ist nicht nötig, bei einer falsch gemachten Übung den Klienten korrigierend anzufassen, sondern erklären und zeigen Sie lieber die Übung nachher noch einmal.
Versuchen Sie auch nicht, auf Ihre »angenehme Stimme« hinzulenken, sondern werden Sie eher etwas knapper in Ihren Anleitungen. Aber vor allem: Überprüfen Sie sich selbst, ob nicht ihre Stimme eine besonders einschmeichelnde, verführerische Färbung annimmt, die den Klienten unbewusst auf die sexuelle Spur bringt.

5.1.4 Empfindungen, die als ungewöhnlich erlebt werden

Die Entspannung bringt jeden Übenden in ein Zwiegespräch mit dem eigenen Körper. Man wendet sich bewusst von den äußeren Einflüssen ab und dem Körperinneren zu. Nunmehr haben alle Impulse von innen eine größere Chance, bemerkt zu werden. Allein schon das Verharren in einer ruhigen Körperhaltung begünstigt die Wahrnehmung aller möglichen Erscheinungsformen des Körpers. So wird plötzlich Wärme oder Kälte, Kribbeln, Strömen, Ziehen und noch viel mehr Unerwartetes gefühlt. Geräusche wie Knurren und Glucksen werden hörbar. Und bei manchen Übenden verändert sich sogar die ganze Körperwahrnehmung, indem sich die Betroffenen als schwebend oder schief empfinden. Das ist natürlich irritierend. Bei denjenigen, die unter Körperphobien oder Panikattacken leiden, springt in diesen Fällen oft ihr gewohntes Angstmuster an. Hatten sie doch bisher bei allen möglichen Körperempfindungen befürchtet, dass sie das Kennzeichen einer ernsten Erkrankung seien (wie wir im Kapitel über die Problemklienten sehen).

Nun liegt es am Kursleiter, die ängstlichen Klienten zu ermuntern, die Empfindungen zu beachten und zu lernen, dass sie normal sind (stärkere Schmerzen einmal ausgeschlossen), denn sie gehören zur Ausdrucksmöglichkeit jedes Körpers. Diese Empfehlung wird erwiesenermaßen von Körperphobikern nicht gleich und gerne angenommen. Erstens bringt sie das bisherige Lebenskonzept durcheinander und zweitens verstärkt sie bisweilen kurzzeitig die Angst. Jeder Hypochonder vermeidet es, den Körperimpulsen unvoreingenommen zuzuhören, weil er sich fürchtet, von der begleitenden Angst überflutet zu werden. In Wirklichkeit verbringt er zwar viele Stunden des Tages mit der sogenannten Interozeption, mit dem Horchen auf das innere Milieu, aber es ist jeweils immer nur von der Angst gefärbt voll von Fehldeutungen und mangelnden Informationen über natürliche Abläufe im Körper. (Hier liegt der große Vorteil eines Entspannungskurses bei einem geschulten Therapeuten gegenüber reinem Buchwissen: Der hoffentlich gut informierte Therapeut kann gleich zu Beginn der Probleme eingreifen und mit seinem Fachwissen die Fehlinterpretationen vermindern oder beseitigen.)

Wem es nun gelingt, die Empfindungen und Geräusche des Körpers »unzensiert« wahrzunehmen und einfach (innerlich) zuzulassen, der hat ein großes Stück seiner Körperphobie überwunden. Auch jenen Klienten, die in dieser Richtung kein besonderes Problem haben, sei empfohlen, die Impulse aus dem Körperinneren zu registrieren und vielleicht sogar positiv umzuwerten.

Wenn die Angst bei dem einen oder anderen Klienten droht zu stark zu werden, bieten Sie schon vor der Übung an, dass nötigenfalls die Augen geöffnet werden können. Manche testen kurz, wie es ihnen mit offenen Augen geht, und schließen sie bald wieder. Anderen genügt es offenbar, diese Möglichkeit zu haben, und bleiben beruhigt die ganze Zeit der Übung mit geschlossenen Lidern.

5.1.5 Muskelzuckungen und Muskelkrämpfe

Muskelzuckungen beim Einschlafen sind ein sehr häufiges Phänomen. Sie sind ein Zeichen, dass sich eine anfänglich große Spannung löst. Man merkt diese muskulären Entladungen allerdings nie bei sich selbst, sondern stets bei anderen, deren Einschlafen man beobachten kann. Nun kann es im Zuge einer Entspannungsübung dazu kommen, dass man unerwartet Muskelzuckungen bei sich selbst erleben kann. Manche Klienten sind durch dieses Erlebnis irritiert, lassen sich aber durch ein paar erklärende Worte das Therapeuten am Ende der Sitzung sehr schnell beruhigen. Die Übenden brauchen jedenfalls weder wegen der Muskelspasmen die Entspannung zu unterbrechen noch sich darüber Sorgen zu machen, da es sich um eine ganz normale »Spielart« des Körpers handelt.

Anders ist es allerdings bei echten Muskelkrämpfen. Ich habe es mir angewöhnt, zu Beginn eines Kurses zu fragen, ob jemand besonders zu Krämpfen (meistens in den Waden oder Füßen) neigt. Diesen rate ich dann an, ihr Krisengebiet nur ganz leicht und kurz zu spannen. (Diese Empfehlung gilt natürlich nur für jene Entspannungsarten, welche die Muskeln beschäftigen, wie die Progressive Muskelentspannung, Yoga etc.) Kommt es aber trotzdem einmal zu einem Krampf, ist der Schmerz für die Betroffenen zu groß, um entspannt zu bleiben. Den Anfälligen kann man daher schon vorbeugend sagen, dass sie »im Falle eines Falles« den schmerzenden Körperteil so lange bewegen sollen, bis sich die Verkrampfung wieder löst. Dabei kann man durchaus die Augen geschlossen und die übrigen Körperpartien entspannt lassen.

Sollte es durch einen größeren Defekt bei jemandem vorkommen, dass regelmäßig Krämpfe auftreten, dann ist wieder Ihre Kreativität gefragt: Lassen Sie sich, mit Hilfe der Klienten, eine Variation einfallen.

5.1.6 Häufige Bewegungen

Ein gewisses Maß an Bewegungen während der Entspannung ist durchaus normal. Auch ein Schlafender bewegt sich von Zeit zu Zeit. So sollte es auch erlaubt sein, kleine Bewegungen zu machen, die dem Komfort jedes Einzelnen dienen. Dazu gehört z. B., die Nase zu schneuzen, sich zu kratzen etc. Jeder soll sich wohl fühlen und mit seinem Körper so umgehen, wie er es gerade braucht.

Einige Klienten mit speziellen Leiden (wie etwa Empfindungsstörungen) greifen sich häufig an die kranke Stelle. Es wäre gut, wenn man darüber spricht, wozu sie diese Bewegung brauchen. Sofern es irgendeine Erleichterung bringt und nicht nur zur Gewohnheit wurde, ist so eine Handlung durchaus akzeptabel, selbst wenn sie die entspannte Empfindung anderer Körperteile stört.

Wie Sie aber wissen, gibt es richtige »Zappelphilippe«. Manche Menschen sind so unruhig, dass sie sich ständig bewegen müssen. Sie können offenbar weder im Sitzen noch im Liegen die richtige Position finden, kratzen sich, gähnen, wippen, reiben sich eine Körperstelle, hüsteln, greifen sich an die Nase, verziehen das Gesicht und vieles andere mehr. Für sie alle ist grundsätzlich eine Entspannungsart mit gezielten Bewegungen (wie die Progressive Muskelentspannung) ideal, da sie die innere Unruhe durch die rhythmischen Spannungsübungen gut abreagieren können. Wenn sich aber darüber hinaus ein ständiger Bewegungsdrang einstellt, sollte man unbedingt darüber reden. Dieses Gespräch könnte klären, ob die Anweisungen des Therapeuten bei diesen Klienten nicht wirklich »ankamen«. Dann muss man unbedingt wiederholen, dass bereits entspannte Muskeln nicht unnötig bewegt werden sollen, da man sich sonst selbst stört. Wenn die Instruktionen aber nicht helfen, dann ist offenbar irgendeine Form der psychischen Abwehr am Werk. Aus Gründen, die zu diesem Zeitpunkt meist nicht klar sind, soll Entspannung vermieden werden. Es wäre ideal, wenn man die Beobachtungen und Erfahrungen zum Anlass nehmen könnte, ein paar gezielte Einzeltherapiesitzungen, die den Widerständen auf den Grund gehen, einzuschalten. Nicht immer ist das möglich. In einzelnen Glücksfällen kommen den Betroffenen selbst während der Zeit des Kurses rettende und lösende Gedanken, allerdings nur, wenn der Therapeut das Problem ange-

sprochen hat. Übergeht man es, dringt es oft nicht ins Bewusstsein des »Zapplers«. Erstaunlicherweise sind die häufigen Bewegungen oder Grimassen meist unter der Bewusstseinsschranke und lösen beim sanften Hinweis Verwunderung aus.
Wenn gar nichts hilft, kann man nur hoffen, dass sich der Bewegungszwang im Zuge der Übung nach dem Kurs langsam legt.

5.1.7 »Hörbare« Verkühlungen und Raucherhusten

Bei einem Entspannungskurs im Winter kann es vorkommen, dass man ein richtiges Konzert an Niesen, Schneuzen, Räuspern und Husten in allen Tonlagen beisammen hat. Nun würde man glauben, dass das für die Betroffenen und die Umsitzenden gleichermaßen sehr störend ist. Wie die nachfolgenden Rückmeldungen zeigen, werden die Geräusche von den gesunden Teilnehmern in der Entspannung jedoch kaum wahrgenommen. Man braucht sich also als Therapeut um die Lärmbelästigung in einem gewissen Rahmen nicht allzu große Sorgen machen. Ist aber jemand mit einer Bronchitis darunter, die zu einem Dauerhusten Anlass gibt, so empfiehlt es sich, den armen Kranken etwas abseits zu setzen, um die Gesunden zu schützen. Dabei handelt es sich durchaus nicht nur um eine Abschirmung vor dem Lärm, sondern auch vor den umherschwirrenden Bakterien. Gerade davor haben viele Leute Angst und können sich der Entspannung daher nicht mit voller Aufmerksamkeit widmen. Sie sind für einen Schutz meist sehr dankbar. Mehr kann man für die Mit-Teilnehmer nicht tun. Wie geht man aber mit den Erkälteten um?
Manche werden sicher von sich aus selbst vorziehen, den Kurs zu unterbrechen. In der Einzeltherapie wäre es durchaus anzuraten, etwas abzuwarten und in einem besseren Gesundheitszustand weiterzuüben. Damit ist natürlich nicht gesagt, dass man bei Verkühlungen nicht entspannen kann (ganz im Gegenteil), aber unsere Überlegungen beziehen sich auf die Lernphase. Und in dieser ist ein stark Erkälteter meist so mit sich, der laufenden Nase, den beeinträchtigten Ohren, den Halsschmerzen oder den Hustenanfällen beschäftigt, dass er viele Instruktionen (und vor allem die neuen dieser Sitzung) überhört. Eine Pause wäre daher zweckmäßig.

In der Gruppe gibt es allerdings das Problem, einen wichtigen Teil unwiederbringlich zu versäumen. Jene Klienten, die deshalb doch zu den Sitzungen kommen, sollte man beruhigen, dass sie kein störender »Aussätziger« seien. Trotzdem muss man sie (aus obengenannten Gründen) etwas abseits platzieren und ihnen unbedingt sagen, dass sie Schneuzen oder Husten keinesfalls längere Zeit unterdrücken sollen. Ein unterdrückter Husten oder eine verstopfte Nase können quälend sein und die Aufmerksamkeit ständig auf sich ziehen. Wer in dieser Weise blockiert ist, kann sich seinen anderen Körpergefühlen nicht zuwenden. Erst freie Atemwege befreien gleichzeitig auch wieder die Konzentration.

Zusätzlich empfiehlt es sich, den Husten- und Niesreizgeplagten zu Beginn einen lindernden inneren Satz anzubieten bzw. mit ihnen gemeinsam zu formulieren. Dieser lässt sich am Anfang und bei Bedarf zwischendurch innerlich vorsagen und beruhigt meistens die angegriffenen Körperregionen. Als Beispiele mögen folgende zwei Sätze anregen:

»Schleimhaut der Nase angenehm kühl und trocken«,

»Schleimhaut des Rachens bis in die kleinsten Bronchien angenehm kühl und trocken«.

Ein Sonderfall der Hustenanfälle sind die Beschwerden von starken Rauchern. Ihre Bronchien sind oft schon so angegriffen, dass es ihnen nicht möglich ist, ohne zu husten tief zu atmen. In diesem Fall empfiehlt es sich, die Geplagten anzuleiten, sensibel auszuloten, wo die persönliche Grenze liegt. So soll jeder selbst feststellen, wie tief er im Moment ein- oder ausatmen kann. Auch wenn zur Zeit nur ein relativ flaches hustenfreies Atmen möglich ist, nehmen wir diesen Zustand als Ausgangspunkt. Zweierlei Mechanismen können nun in Gang kommen:

- Erstens ist der Raucher (vielleicht wie nie zuvor) ohne Verdrängung genötigt, seinen schlechten Gesundheitszustand zur Kenntnis zu nehmen. Wenn wir Glück haben, entsteht dadurch die nötige Motivation, mit einer Raucherentwöhnung zu beginnen.
- Zweitens hat der betroffene Klient nun die Möglichkeit, seine Atemfortschritte immer mit dem selbst registrierten Ausgangspunkt zu vergleichen. Entspannung ist immer dann besonders

wirkungsvoll, wenn man direkt »ablesbare« körperliche oder psychische Verbesserungen verfolgen kann.

5.1.8 Gehörschäden

Es kommt immer wieder vor, dass das Hörvermögen von Teilnehmern eines Kurses auf einem oder beiden Ohren beeinträchtigt ist. Weil diese Tatsache normalerweise bei der Anmeldung nicht mitgeteilt wird, ist es nötig, zu Beginn ausdrücklich danach zu fragen. Warum ist das so wichtig? Nun – es hat sich in der Praxis erwiesen, dass hörschwache Menschen sich mit ihrem Defekt so arrangierten, dass sie den jeweiligen Sprecher genau ansehen. Die Kombination aus beobachteter Mimik und ihren Hörresten ist dann meist ausreichend, um ohne Hörapparat auszukommen. Im Entspannungskurs kommen sie nun in die Situation, aufgefordert zu werden, auf ihre visuelle Stütze zu verzichten. Sie sollen (wie alle anderen) die Augen schließen und sich ganz auf die akustischen Anweisungen des Therapeuten einlassen. Und eben dieses vertrauensvolle Einlassen ist ihnen nahezu unmöglich, da sie immer in der Unsicherheit stecken, nicht richtig verstanden zu haben. Eine gute Entspannung kann auf diese Art nicht stattfinden.
Ich habe am Anfang meiner Tätigkeit, als ich noch nicht routinemäßig nach Gehörschäden gefragt habe, manchmal erlebt, wie Klienten immer wieder heimlich nach mir blinzelten, um eine Zusatzinformation zu bekommen. Natürlich waren sie dabei (statt entspannt) in einer erhöhten Spannung und Unsicherheit und waren über den geringen Effekt enttäuscht. Auch mich als Therapeutin hat diese Tatsache verunsichert. Eine kleine Information von Seiten des Klienten oder eine Frage von meiner Seite hätte uns beiden einiges erspart.
Daher: Fragen Sie grundsätzlich immer nach Gehörschäden. Wenn die Klienten erfahren, wie selbstverständlich man darüber reden kann, verfallen sie auch nicht in ihre oft gewohnten Tricks und Verschleierungstaktiken, die sie sonst in ihrem Leben kultivieren. Setzen Sie die gehörgeschädigten Klienten immer neben sich (wenn es möglich ist mit dem gesünderen Ohr zu Ihnen gewandt). So ist die Wahrscheinlichkeit erhöht, dass selbst Ihre etwas abgesenkte Stimme beim Klienten »ankommt«.

5.1.9 Ungewollter Schlaf

Der Behandlung von Schlaflosigkeit mittels Entspannung wird in allen einschlägigen Büchern viel Raum gegeben. Während der Entspannungskurse plagt uns Therapeuten aber das gegenteilige Problem: das ungeplante Wegschlummern mancher Klienten während der Übungszeit. In der Tat gibt es kaum einen Kurs ohne Schläfer. In den dunklen Zeiten vor Weihnachten, wenn viele Menschen übermüdet und überlastet sind, nimmt die Anzahl noch zu. Auch wenn manche es erfrischend finden, zwischendurch wenigstens einmal eine Viertelstunde zu schlafen, sollte man diesen Zustand dennoch vermeiden. Schlaf ist keinesfalls dasselbe wie Entspannung und sollte auch von den Klienten nicht verwechselt werden. Während Schlaf die bekannten Phasen mit den jeweils dazugehörigen typischen Gehirnaktivitätsmustern hat, sind die EEG-Ableitungen in der Entspannung, die auch als »hellwache Ruhe« bezeichnet wird, deutlich unterschieden. Dementsprechend sind auch die Wirkmechanismen andere. Im Sinne unserer Klienten ist es daher nicht zweckmäßig, die Entspannung ausschließlich mit Schlaf zu verbinden, da der vielfältige Effekt der Entspannung nicht zum Tragen kommt. Wer sich angewöhnt, nach ein paar Minuten Entspannung stets einzuschlafen, wird große Probleme haben, die Entspannung auch einmal tagsüber einzusetzen, wenn man sich damit wach machen und erfrischen möchte. Durch häufiges gemeinsames Auftreten von Entspannung und Schlaf entsteht sehr schnell eine Koppelung, und die ist (wie wir aus der Lerntheorie wissen) ziemlich hartnäckig. Es wäre daher sinnvoll, diese Verbindung erst gar nicht entstehen zu lassen, da sie nur mit Mühe wieder aufzulösen ist. Selbst jene Klienten, die unter Schlafstörungen leiden, sollten unbedingt mindestens genauso oft die wache, aufmerksame Entspannung üben wie jene, die sie zur Schlafeinleitung verwenden.

Einerseits sollte also Schlaf während des Übens vermieden werden, andererseits kommt er relativ häufig vor. (Gerade Entspannungsneulinge, die den Unterschied noch nicht körperlich und geistig erfasst haben, gleiten beim ersten Loslassen bereits in ein »Nickerchen«.) Was kann man als Therapeut nun tun, um die Teilnehmer wach zu halten?

Zunächst einmal muss man sich fragen, ob man selbst unbewusst zum Schlaf »einlädt«. Ist die Sprache zu monoton, zu leise, zu einschmeichelnd? Nötigenfalls kann man sich eine Rückmeldung eines wohlmeinenden Kollegen holen und eventuell mittels Tonband üben, die Stimme zu modulieren (bei der Progressiven Muskelentspannung würde das bedeuten, beim Spannen der Muskeln jeweils eine Spur lauter und entschiedener zu sprechen als beim Loslassen).

Als nächstes müsste man sich vergewissern, ob Klienten mit Gehörschäden (siehe weiter oben) so platziert sind, dass sie die Anweisungen auch wirklich hören und nicht mangels »Außenreizen« einschlafen.

Auf jeden Fall ist es lohnend (sowohl für den Kurs als auch als Empfehlung für zu Hause), einen Satz in der Einleitung einzuflechten, der auf die optimale Voraussetzung einstimmt: »Der Körper ist entspannt – der Geist ist wach!« Nötigenfalls kann man den Satz auch beliebig zwischendurch wiederholen. (Dieser Satz hat sich im Übrigen bei geistiger Arbeit als ungemein hilfreich erwiesen.)

Trotz all dieser Maßnahmen wird es manchmal nicht zu verhindern sein, dass der eine oder andere einschläft. Wenn es sich nur um ein zeitweiliges und kurzes Wegdämmern handelt, kann man das Problem vernachlässigen. Wenn aber jemand prompt jedesmal nach den ersten Übungen ins »Träumeland« wandert und daher nie erlebt, wie die Übungsfolge weitergeht, ist das für den Klienten ein ernstes Handikap. Vielleicht hilft es, wenn der Betroffene an den Kurstagen darauf achtet, nicht vollkommen übermüdet zu sein, oder nötigenfalls einen Kaffee vorher trinkt. Es wäre wirklich schade um den Aufwand, wenn der Schlaf bis zum Schluss als Barriere dem Lernprozess entgegenstehen würde. (Natürlich kann der Schlaf auch eine Form des Widerstandes sein, wie er in den folgenden Kapiteln mehrmals behandelt wird.)

Laut schnarchende Klienten können auch eine Störung für die anderen Kursteilnehmer sein. Sofern es sich nicht nur um ein paar einzelne »Sägegeräusche« handelt, empfiehlt es sich für Therapeuten, ganz leise aufzustehen und neben den Schnarcher zu gehen. Oft reagiert bereits sein Unterbewusstes auf diese sanfte Änderung im Raum und den neuen Einfallswinkel Ihrer Stimme und er wacht auf. Ist dies nicht der Fall, kann man den Schläfer auch ganz sanft und vorsichtig am Arm oder an der Schulter berühren. Dies sollte aber das allerallerletzte Mittel sein, um einen hartnäckigen Schnarcher zwischendurch zu wecken oder jemanden, der selbst die Zurücknahme am Schluss verschlafen hat, wieder in die Wachheit zu holen. Wie gesagt, reicht es zumeist, sich danebenzustellen oder allenfalls die Aura zu berühren. Dabei nähert man sich ganz langsam mit der Hand etwa der Schulter, bleibt in ca. 20 Zentimeter Entfernung für Sekunden stehen und entfernt sich dann wieder. Im sensiblen Zustand des Hypnoids, in dem sich der Klient befindet, ist eine Berührung des Energiekörpers, der als schützende Hülle rund um ihn ist, bereits genügend spürbar, um den Schlaf zu unterbrechen. Auf jeden Fall sollte jede therapeutische Intervention so diskret und sachte sein, dass keinesfalls ein anderer Klient gestört wird. Wenn Sie sich nicht sicher sind, dass Sie genügend sensibel und leise sein können (auch manche Therapeuten sind richtige »Polterer«), bleiben Sie im Zweifelsfall lieber in Ihrem Sessel sitzen.

Nun noch einige Empfehlungen, die Sie den häufigen Schläfern für die häuslichen Übungen mitgeben können:

Zunächst sollten die Kienten zum Üben Zeiten vermeiden, in denen man grundsätzlich leicht einschläft, wie z. B. am Morgen nach dem Aufwachen, nach einem üppigen Mittagessen oder bei extremem Schlafdefizit. Jemand, der in der Entspannung geübt ist, wird natürlich auch in diesen Situationen Erfolg haben, aber ein Einsteiger sollte am Morgen vielleicht lieber ein paar Streckübungen machen und nach dem Mittagessen an die frische Luft gehen. Bei Schlafdefizit sollte man dieses einmal gründlich beseitigen und dann erst wieder weiterüben.

Darüber hinaus empfiehlt sich jederzeit unser oben genannter innerer Satz.

5.2 Psychische Probleme der Klienten

Nach diesen eher körperlich bedingten Problemen wollen wir uns jenen Hindernissen zuwenden, die im psychischen Bereich liegen.

Sie sind meist schwerer fassbar, da von ihnen weniger berichtet wird. In unserer Kultur wird den körperlichen Phänomenen viel mehr Aufmerksamkeit geschenkt als den seelischen. Schon in ihrer Kindheit erlebten viele Menschen, dass sich ihre Bezugspersonen wesentlich mehr für ihre geregelte Verdauung oder das aufgeschürfte Knie interessierten als dafür, ob sie glücklich oder traurig, heiter oder wütend waren. In der Folge erlernten sie dann ein Muster, wie man dem Arzt über körperliche Beschwerden berichtet. Fast jede Familie hat einen Hausarzt, aber niemand einen Hauspsychologen. So gibt es ein Defizit im Registrieren und Äußern von psychischen Vorgängen.
Manche der im Folgenden aufgelisteten Probleme müssen daher von den Therapeuten eher erahnt werden.

5.2.1 Falsche Erwartungen

Sie haben bereits über falsche Erwartungen, die durch die Ankündigung des Entspannungskurses oder durch Fehlinformation von Vermittlern erweckt wurden, weiter vorne gelesen. Wir haben auch die Quellen der Missverständnisse, die der eigenen Fantasie der Klienten entspringen, diskutiert. Was aber tun, wenn man ständig mit der so erzeugten Unzufriedenheit mancher Klienten konfrontiert ist? Die Antwort heißt: reden, reden und nochmals reden …
Schon in der Einführung ist es notwendig, den Teilnehmern eine Vorschau dessen zu bieten, was sie erwartet. Nun ist das aber keineswegs genug, denn die regressiven Wünsche nach der großen, alles erfüllenden Mutter oder dem beschützenden Vater klammern sich im Bewusstsein fest und werden nicht so leicht aufgegeben. Umgeben Sie sich aber keineswegs mit einer »geheimnisvollen Aura«, denn damit schüren Sie unter Umständen die unrealistische Hoffnung, doch noch irgendeine Kraft hervorzuzaubern, um alle Probleme ohne Mühe zum Verschwinden zu bringen. Je mehr Aufklärung über die Wirkmechanismen des Übens gebracht werden, desto besser kann man ein gewünschtes Ziel gemeinsam ansteuern. Das Reden »im Klartext« erleichtert es regressiven Klienten, aus ihren kindlichen Strebungen aufzutauchen und eine erwachsene Eigenverantwortlichkeit zu übernehmen.

Darüber hinaus sind sich manche Klienten über ihre (bewussten oder unterbewussten) Ziele nicht im Klaren. So kann es vorkommen, dass ein Patient zwar nach außen hin die Entspannung anstrebt, unterbewusst aber keineswegs seine Medikamente dafür aufgeben möchte (obwohl das in diesen ausgewählten Fällen möglich wäre). Vielleicht haftet der Tablette ein besonderer Wunderglaube an. In dieser Unklarheit der Ziele wird vermutlich der Weg gewählt, der weniger »Arbeit« macht – also schlucken anstatt üben!

Wenn es gelingt, die Motive im Gespräch freizulegen, ist ein großer Fortschritt zu verzeichnen. Leider ist aber in einem Entspannungskurs wenig Raum für eine derartige »Ausgrabungsarbeit«. In so einem Fall ist die Einzeltherapie eindeutig im Vorteil!

5.2.2 Mangelnde Kooperation durch zu wenig Motivation

Manchmal ist man als Therapeut mit dem Gefühl konfrontiert, »irgendwie« merkbar gegen den Klienten statt mit ihm zu arbeiten. Das ist in der Tat sehr hinderlich, denn was immer man sagt oder macht – es scheint falsch zu sein. Der Klient kritisiert verbal den Kurs, zeigt mimisch, dass er gelangweilt oder verärgert ist, oder boykottiert einfach die Anweisungen.

Manchmal sind an diesen Unstimmigkeiten Übertragungsprobleme schuld (wie sie in 5.3.5 genauer besprochen werden). Ein andermal ist die Ursache in falschen Erwartungen (siehe voriges Kapitel) zu finden.

Mitunter kann man aber erahnen, dass der Klient nicht aus freien Stücken, sondern fremdbestimmt im Kurs sitzt. Besonders häufig begegnen wir dieser Tatsache bei Firmenkursen. Entweder ist ganzen Abteilungen Entspannung von »oben« verordnet worden (in der Hoffnung, dass die Querelen endlich ein Ende nehmen mögen oder dass die Produktivität steigt) oder es kam eine »dringende Empfehlung« vor allem an jene, die öfters einen Arbeitsausfall wegen (angeblicher) Krankheit hatten. Man kann sich leicht vorstellen, in welcher Ambivalenz die Mitarbeiter im Kurs sitzen. Am liebsten würden sie den »gutmeinenden« Chef in die Wüste schicken, und da man als Referent der verlängerte Arm des Chefs ist, bekommt man unweigerlich auch einiges ab. Ohne die Firmenstruktur grundlegend (vielleicht mittels Supervision) zu ändern, sollte man sich keine Hoffnung auf eine besondere Verbesserung der Motivation machen. Bestenfalls lässt sich die Einstellung einzelner Mitarbeiter in ein persönliches Interesse umwandeln – damit wäre schon sehr viel getan.

Auch im Krankenhaus erlebte ich jahrelang, wie Entspannungstherapie einfach verordnet wurde. Und da die Patienten während ihres stationären Aufenthaltes nichts weiter zu tun haben, gehen sie eben hin. In der großen Gruppe fällt es nicht sehr auf, wenn sie eher vor sich hin dösen als wirklich mitzumachen. (Außerdem sind im Zweifelsfall immer die Medikamente an der Inaktivität »schuld«.) Die regressive Situation, die generell in einem Krankenhaus herrscht (da erwachsene Menschen ins Bett gebracht und wie Kinder betreut werden), lässt meistens auch die letzten Reste von Eigeninitiative und Selbstbestimmung dahinschmelzen. Die Entspannungskurse für alle nach dem »Gießkannenprinzip« sind ein gut gemeinter Ansatz – allzu viel sollte man sich aber nicht davon erwarten (es sei denn, ein dem Patienten persönlich zugeteilter Therapeut setzt seinen ganzen Ehrgeiz ein und kann die Motivation verändern).

In kleinen Gruppen oder in der Einzeltherapie kann es mitunter besser gelingen, eine Fremdbestimmung in eine Selbstbestimmung umzuwandeln. Der Jugendliche, der von seinen Eltern geschickt wurde, oder der »lästige Kranke«, der von seinen wohlmeinenden Verwandten entsendet wird, ist sicher am Anfang voller Trotz. Wenn es aber glückt, von den Quellen des Unmuts wegzuführen, und dem Betroffenen klar wird, dass er letztlich etwas für sich selbst erlernt, kann es manchmal vorkommen, dass sich die Motivation, und damit die Kooperation, wesentlich bessert.

Mitunter werden dann die Erfolge der Entspannung zu Hause geheim gehalten. Der Entsender soll nichts davon wissen, damit er keinen Triumph feiert. Uns als Therapeuten kann es recht sein!

5.2.3 Erfolgserwartungen und Ungeduld

Entspannung soll ohne Zweifel auch Genuss bringen. Dieser wird aber leider sehr häufig durch ungeduldige und übersteigerte Erfolgserwartungen verhindert. Im Kapitel über die (allzu) Leistungsorientierten (5.4.5) wird darüber noch mehr zu lesen sein.

Ungeduld ist ohne Zweifel ein Hindernis, sinnlich wahrzunehmen. Durch berechtigten oder unberechtigten Zeitdruck schneiden wir uns davon ab, über unsere Sinneskanäle (hören, sehen, fühlen, riechen, schmecken) Informationen einfließen zu lassen und sich damit zu bereichern.

Dadurch kommt es auch immer wieder zu Enttäuschungen bei Klienten: Der Druck verhindert die Wahrnehmung der vielen kleinen Veränderungen in Körper und Seele während und nach der Entspannung. Die Ungeduldigen haben daher das Gefühl, dass »sich nichts tut« bei ihnen, und merken nicht, dass sie sich selbst von den Empfindungen abschneiden. Ihr Ärger, dass sie wieder einmal nicht wünschenswert funktionieren, erhöht die innere Spannung und verunmöglicht den Genuss erneut. Ein wahrer Teufelskreis! Um aus ihm herauszukommen, sind einige Empfehlungen von Seiten des Therapeuten nötig:

- Erstens muss den Betroffenen klargemacht werden, dass vermutlich nicht die Methode falsch ist, sondern dass sie selbst verhindern, dass die Methode »greift«. Wir wissen aus der Erfahrung und vielen einschlägigen Untersuchungen, dass man Entspannung nicht erzwingen kann. Man muss ihr Raum geben, damit sie sich entwickeln kann. Für viele »Checker«, die täglich irgendwelche Abläufe lenken und ihren Willen voll einsetzen, ist es sehr schwer (aber therapeutisch umso notwendiger) zu lernen, etwas einfach zuzulassen.
- Zweitens ist es nötig klarzumachen, dass Entspannung keineswegs ein intellektueller Akt ist. Auch wenn man weiß, worum es bei einem Verfahren geht, hat man es sich noch nicht einverleibt. Geistig Arbeitende begreifen manchmal nur mit Mühe, dass ihnen hier die Kraft ihres Intellekts überhaupt nichts nützt. Im Gegenteil: Das Denken verhindert sogar häufig, sich auf die Prozesse einfach einzulassen und wie ein Kind staunend vor den neuen Erfahrungen zu stehen. Das aber braucht man, um sich auf diese »andere Schiene« zu begeben.
- Drittens hat jeder Mensch ein mehr oder minder starkes »Beharrungsvermögen«. Das bedeutet, dass es eine Tendenz gibt, vertraute Verhaltensmuster festzuhalten. Selbst wenn diese sich längst als unwirksam und störend herausgestellt haben, wird

noch lange an ihnen geklammert. Denken Sie doch nur an die schlechten Beziehungen, die aus Gewohnheit aufrechterhalten, oder an die alten Ängste aus der Kinderzeit, die ein Leben lang mitgeschleppt werden. Genauso verhält es sich mit den vielen unbrauchbaren körperlichen und seelischen Mustern, die zwar mittels Entspannung verändert werden sollen, die aber wie ein alter Kaugummi an der Schuhsohle kleben.

Da, je nach Vorgeschichte jedes Einzelnen, etliche innere Mechanismen einer Ablösung entgegenwirken, bedarf es dafür längerer Arbeit. Geduld ist dabei angesagt.

- Dieselben Argumente wie im vorigen Punkt kann man auch jenen Klienten nahe bringen, die in einer stecken gebliebenen kindlichen Naivität glauben, dass die erste Sitzung im Entspannungskurs bereits ausreiche, um sie wie durch Zauberei oder ein Wunder von ihren Beschwerden zu befreien.
- Eine bedeutende Gruppe der »Ungeduldigen« sind jene, die sich ständig in Bezug auf Tempo mit den anderen vergleichen. Sie hatten vermutlich als Kind ebenso ungeduldige Bezugspersonen, von denen sie dauernd angetrieben wurden, schneller zu essen, ins Töpfchen zu machen, die Zähne zu putzen oder sich anzuziehen. So sind sie seit vielen Jahren auf Geschwindigkeit getrimmt und haben häufig das Empfinden, zu langsam zu sein. Wenn es dann in einem Kurs unglückseligerweise jemanden gibt, der schneller etwas spürt, merkt oder verändert, kommen die Betroffenen bereits gewaltig unter Druck. Jeder Therapeut, der das erlebt, muss diesen Druck unbedingt aufzulösen versuchen, sonst geht die Gruppe im Konkurrenzkampf unter.

Gerade Ungeduldige, für die Zeitdruck schon in der Kindheit omnipräsent war, sind sehr erleichtert, wenn es gelingt, diesen zu vermindern. Sie haben viel Kraft damit verbraucht, all die vergangenen Jahre gegen ihre Natur anzukämpfen. Kann man ihnen nun vermitteln, dass jeder Mensch ein absolutes Recht auf sein eigenes Tempo hat, fällt ein großer Druck von ihnen ab. Besonders die kleinen und großen Träumer, die immer angetrieben wurden, sind nun entlastet. Der Mut und das Recht zur Langsamkeit, das sie sich während der Entspannung (hoffentlich) aneignen, hat eine therapeutische Auswirkung, die wir hier nur andeuten können. Sie können sich endlich ihr eigenes Tempo gönnen, wenn ihnen vermittelt wird, dass die Geschwindigkeit des Lernprozesses nichts mit dem bleibenden Erfolg der Entspannung zu tun hat.

5.2.4 Konzentrationsschwierigkeiten

In den Entspannungskursen wird relativ oft über Konzentrationsschwierigkeiten geklagt. Bei näherer Betrachtung stellt sich aber heraus, dass ein Teil der Klagenden falsche Vorstellungen von der Dauer einer gut funktionierenden Aufmerksamkeit hat. Wenn man mit einem spannenden Stoff (wie etwa einem Film, einem Buch oder einem Gespräch) das Gehirn beschäftigt, ist es zumeist möglich, die Konzentration über einen längeren Zeitraum zu halten. Aber während der Entspannungsübungen, die sich in reizabgeschirmtem Umfeld abspielen, können Ungeübte kaum länger als zehn Sekunden bei der Sache bleiben, ohne dass die Gedanken abschweifen. Es wäre gut, wenn die Kursteilnehmer das wüssten, bevor sich manche Perfektionisten zu ärgern beginnen. Ärger macht erwiesenermaßen durch die begleitende Verkrampfung die Situation schlimmer. Daher sollten alle Therapeuten ihre Klienten beruhigen: Wenn die Gedanken abschweifen, dann werden sie auch wieder zurückkehren – mit jeder Übung ein bisschen schneller. Jede Methode hat andere Anweisungen, um wieder zu den beabsichtigten Inhalten zu führen. Alle Entspannungsarten, die körperliche Impulse setzen, »wecken« damit immer wieder die Aufmerksamkeit. Daher ist die Progressive Muskelentspannung eine der Methoden der Wahl für alle, die mit der Konzentration Schwierigkeiten haben. Alle Formen, die sich ausschließlich mit der Vorstellung befassen, sind eher Menschen anzuraten, die normalerweise ihre Aufmerksamkeit relativ gut bündeln können.
Abgesehen von der »Ausrüstung«, die jeder mitbringt, ist die Fähigkeit, sich willkürlich zu konzentrieren, von etlichen Faktoren abhängig. Energie, Ermüdung, Überlastung, Motivation, vorangegangene Erlebnisse und noch viele andere psychische und körperliche Gegebenheiten (wie sie in den anderen Kapiteln besprochen werden) wirken sich auf die Aufmerksamkeit aus.

Bei Frauen hinterlässt mitunter der veränderte Hormonspiegel seine Spuren und erzeugt Nervosität. Besonders stark beobachten wir diese Tatsache beim Prämenstruellen Syndrom oder während der Wechseljahre. Die betroffenen Frauen brauchen ein bisschen mehr Unterstützung und den tröstenden Hinweis, dass sich die Umstände auch wieder ändern werden. Ebenfalls sehr unterschiedlich in ihrer Konzentration sind alle Wetter- oder Mondfühligen. Diese sollte man ermuntern, eine Zeit lang ein kleines Tagebuch zu schreiben und damit die Auslöser ihrer Beschwerden zu beobachten. Es hat sich immer wieder herausgestellt, dass man Umstände, die man kennt und versteht, ganz anders handhabt als unbekannte Größen. Wer weiß, dass er rund um die Vollmondzeit immer mit Nervosität und Konzentrationsschwierigkeiten reagiert, wird gelassen ein paar Tage warten, bis sich die Bedingungen verbessern, und sich nicht jeden Monat sinnlos darüber ärgern.

Nun will ich Ihnen noch abschließend einen Satz (verbunden mit einer Vorstellung) präsentieren, der mir selbst und meinen Klienten schon oft geholfen hat. Gerade an Tagen, an denen man den Kopf mit vielen Gedanken beladen hat, ist es hilfreich, das »Loslassen« noch ein bisschen zu unterstützen. Da empfiehlt es sich vorzustellen, wie der Wind im Herbst die bunten Blätter herweht und wieder mühelos mitnimmt. Die Gedanken seien wie diese Blätter: Ich stelle mich nicht dagegen, kämpfe nicht gegen sie an, sondern lasse sie einfach wieder gehen. Dazu sage ich mir innerlich vor: »Die Gedanken kommen und die Gedanken gehen« und kann mich ganz leicht und vor allem gelassen wieder befreien.

5.2.5 Übungshindernisse während der Woche

Alle Entspannungsmethoden sind übende Verfahren, d. h. dass sich ganz ohne Training vermutlich nicht der gewünschte Erfolg einstellen wird. Dies sei all jenen »ins Stammbuch geschrieben«, die sich Wunder erwarten. Darüber hinaus gibt es vor allem zwei Faktoren, die (laut Angaben vieler Klienten) die häuslichen Übungen verhindern:

- mangelnde Zeit und
- die Tatsache, dass sich manche unbewusst die Entspannung nicht gönnen.

Nun gibt es tatsächlich Lebensabschnitte, in denen Zeit absolute Mangelware ist. Wenn jemand eine große Kinderschar zu versorgen hat oder aus Gründen, die im Moment nicht veränderbar sind, die Firma allein leiten muss, ist es nicht angebracht zu raten, »es einfach sein zu lassen«. Das gerade geht offensichtlich zur Zeit nicht. Andererseits säße der angespannte Klient nicht beim Entspannungstraining, wenn sich nicht bereits Überforderungssymptome eingestellt hätten.
Es klingt gleichzeitig einfach und schwierig: Die Voraussetzung dafür, dass man auch an einem gedrängten Tag Entspannung machen kann, ist das Bewusstsein, dass es geht! Mit anderen Worten: Wer im Trubel des Tages nicht vergisst, dass man auch zwischendurch in ganz kleinen Dosen entspannen kann, wird gar nicht in das große Defizit kommen! Für gestresste Menschen ist es eine Notwendigkeit, in ihrem Bewusstsein ganz fest zu verankern, dass sie nicht nur Übungen machen können, sondern müssen! In diesem Fall bieten sich alle Entspannungsarten an, die Minimalangebote für den Alltag beinhalten. Meinem Überblick nach leistet das die Progressive Muskelentspannung am besten. Nur wer am Schreibtisch, beim Kochen, auf der Toilette und beim Warten auf den Autobus (um nur einige Beispiele zu nennen) sich jeweils durch eine kurze Übung »entstressen« kann, wird sich halbwegs gesund erhalten. Kein Therapeut sollte von diesen unter permanentem Zeitdruck Stehenden erwarten, dass sie sich für lange Übungen täglich zurückziehen. Aber die Etablierung von regelmäßigen Kurzprogrammen ist ein bedeutender Erfolg.
Schwieriger handzuhaben ist da die zweitgenannte Gruppe: die Bescheidenen, die immer zurückstehen, die fraglos jede Arbeit machen, die »fleißigen Bienchen«. Sie kommen niemals vorbeugend in den Kurs, sondern immer erst, wenn sie bereits am Boden kriechen. »Sich etwas gönnen« ist ein Fremdwort für sie.
Wie soll man nun als Therapeut diesen Emsigen vermitteln, dass sie mit der Entspannung ein sinnliches Vergnügen haben können? Die Antwort ist kurz und bündig: Gar nicht! Ein Kurs hat niemals die Länge und psychotherapeutische Möglichkeit, aus überangepassten Menschen Genießer zu machen (wenn auch der Entspannungskurs den Beginn einer Entwicklung einleiten kann). Also: Keine anfängliche Betonung auf Genuss und auf jedem zustehende

Privatsphäre! Sonst werden die Fleißigen stets etwas »Wichtigeres« zu tun haben (es findet sich doch immer Wäsche zu bügeln, ein Rasen zu mähen, Papierkram zu erledigen oder Geschirr zu waschen)! Sie waren sich doch noch nie etwas wert, warum sollten sie sich jetzt plötzlich Entspannung gönnen?
Bei dieser Gruppe von Klienten muss man von der »heiligen Pflicht« reden, die sie ihrem Körper und ihrer Gesundheit gegenüber haben. Das Wort »Pflicht« spricht sie seit jeher an. Aus dem Übungshindernis wird flugs eine Übungsverordnung (wie eine Medizin), der stets regelmäßig nachgegangen werden soll und in der Folge auch wird. Wenn sich dann die Erfolge einstellen, bleibt es Ihrem Fingerspitzengefühl überlassen, den Überbescheidenen sanft klarzumachen, dass sie gerade im Begriff sind, sich etwas Gutes zu gönnen ...

5.2.6 Plötzlich auftauchende belastende Inhalte und Ängste

Wie wir schon im Kapitel über unerwartet auftretende körperliche Probleme sahen, können in jeder Phase des Kurses Schwierigkeiten auftreten. Das kann man nicht verhindern. Betrachten Sie es als eine Chance, der unterbewussten Dynamik ein Stück näher zu kommen. Ebenso wie bei den körperlichen Symptomen ist es nun zweckmäßig zu unterscheiden, ob die Ängste besser in einer gezielten Psychotherapie behandelt werden sollen oder ob es reicht, ihnen am Rande der Entspannung ein bisschen Raum zu geben. Sofern Sie ein gut ausgebildeter Psychotherapeut sind und der Klient zu einer weiterführenden Therapie motivierbar ist, sind Ängste, die im Zuge der Entspannung hochkommen, ein wunderbarer Einstieg in die bestehende Problematik. Man kann froh darüber sein, dass sie sich nicht den verschleiernden Weg über körperliche Symptome suchen mussten, sondern bereits als Gefühl ins Bewusstsein wagten. So sind sie gut bearbeitbar. Der Klient hat doch bereits mit der Entspannung ein flankierendes Hilfsmittel erlernt, mit dem er die Ängste und Konflikte auflösen kann.
Wieso kommt es im entspannten Zustand überhaupt zu Ängsten? Nun – im Gegensatz zur Wahrnehmung der äußeren Welt über unsere fünf Sinneskanäle kommen die angstmachenden Eindrücke aus der »Innenwelt«. Außer bei den sogenannten »Realängsten«

(wie Angst vor Feuer, bei Katastrophen usw.) haben sie selten etwas mit wirklich gefährlichen Situationen zu tun. Sie sind die Antwort auf belastende und verpönte Gedanken, Erinnerungen und Fantasien. In vielen Therapieformen werden aufkommende krankhafte Ängste abgekürzt, indem man ganz bewusst die Außenwahrnehmung »einschaltet« und sich auf das konzentriert, was wirklich da ist. In dem Maß, in dem gesehen, gehört, gerochen, geschmeckt und gefühlt wird, haben die irrationalen Impulse der Psyche weniger Chance. Man »ankert« sich in der Welt.

In der Entspannung wird aber zur Abwechslung der umgekehrte Vorgang angestrebt: Die Sinneskanäle werden »ruhig gestellt«. Man schottet sich von außen ab, damit man lernt und übt, weniger irritierbar durch Geräusche, Bilder aus der Umwelt etc. zu werden. Diese angestrebte Gelassenheit wird nun bei manchen Menschen durch den Druck von innen gestört. (Das ist in der Tat ein schwieriges Kapitel, das meiner Meinung nach in der einschlägigen Literatur übersehen wird.) Da wir aber wissen, dass Entspannung als begleitende Maßnahme selbst bei stärkeren Ängsten gut hilft, brauchen wir nicht zu verzagen. Phobiker brauchen nur manchmal ein bisschen mehr Zeit, um Gelassenheit gegenüber ihren Angstauslösern zu lernen. Das sollten nicht nur Sie wissen, sondern auch Ihren phobischen Klienten sagen.

Im praktischen Umgang mit ängstlichen Klienten betonen Sie die Tatsache, dass man üben kann, von der Innenwelt in die Außenwelt (und wieder zurück) zu schalten. Dieser psychische »Kippschalter« ist eine absolute Notwendigkeit für alle Angstpatienten. Jede Entspannungsart, die die Konzentration immer wieder bündelt und auf körperliche Empfindungen oder Außenreize lenkt, zieht die Aufmerksamkeit von den ängstigenden Gedanken ab. Wer fürchtet, von den inneren Horrorvisionen überflutet zu werden, muss sich nur ganz schnell auf das Kribbeln in den Händen, die Geräusche des Magens, die Wärme im Bauch, die Atemtätigkeit, den Geruch im Raum (als wahllose Beispiele) einstellen. Also wie oben gesagt: Wenn das Innenleben zu unangenehm wird – durch die Sinne nach außen »in der Welt ankern«. Diese Möglichkeit wohnt allen Menschen inne, wir müssen sie nur lernen zu gebrauchen.

Als weitere Alternative kann man mit dem betroffenen Klienten schon vor der Entspannung einen Satz, oder noch besser, eine beruhigende Vorstellung erarbeiten. Jeder sollte selbst Vorschläge bringen, was sich für ihn persönlich zur Neutralisierung der Ängste eignet. Seien es nun rhythmische Wellen des Meeres, ein wogendes Kornfeld, eine Sommerwiese, eine angenehme Erinnerung an den letzten Urlaub oder der Gedanke an einen lieb gewordenen Gegenstand zu Hause – alles ist geeignet, um sich abzulenken. Der »gute, alte« Gedankenstopp der Verhaltenstherapie zeigt, wie man es macht: Wenn man die unliebsame Tätigkeit des Innenlebens unterbrechen will, sagt man unhörbar »Stopp« und ersetzt die Angst (oder den Zwangsgedanken etc.) durch die bereits vorbereitete angenehme Vorstellung.

So weit zu Ängsten, die ihre »Besitzer« als unerträglich erleben. Nun gibt es aber eine Fülle von sehr lästigen Gedanken, die in jedem hochkommen können. Wenn sie soweit aushaltbar sind, dass der Betroffene nicht gleich die Flucht ergreifen muss und den oben genannten »Stopp« einschaltet, ist der Gedanke nachher sicher noch präsent. Ermuntern Sie Ihre Klienten, das angebotene »Ventil« in der Gruppen- oder Einzeltherapie zu nützen und darüber zu sprechen – das erleichtert garantiert!

Jede Übung, jede Formulierung kann eine Assoziationsreihe in Gang setzen, die plötzlich heftige Emotionen an die Oberfläche spült. So habe ich zum Beispiel bei der Progressiven Muskelentspannung erlebt, wie die Augenübung eine Erinnerung an Weinen und dieses wieder einen lang zurückgehaltenen seelischen Schmerz zutage brachte.

Das Reden über diese vergrabenen seelischen Wunden brachte immer eine innere Erleichterung und eine Druckentlastung. Wenn es irgendwie möglich ist, sollte man belastende Gedanken und Assoziationen, die während der Woche hochkamen, am Beginn einer Sitzung ansprechen. In der Folge kann man die seelischen Schmerzen mit Hilfe der Entspannung vermindern. Das angenehme Gefühl der Gelassenheit wirkt nach und der Klient nimmt es mit nach Hause. Das motiviert ihn viel mehr, als wenn er innerlich »beladen« weggeht.

5.2.7 *Wie gehe ich mit drohendem oder befürchtetem Kontrollverlust um?*

Kontrollverlust ist der Zustand, der auftritt, wenn der betreffende Mensch nicht mehr in der Lage ist, die ihn überwältigenden Affekte unter die Herrschaft seines Ichs zu bringen. Das kann einerseits auftreten, wenn Drogen, Alkohol und dergleichen die »Fassung« aufweichen oder andererseits wenn der Gefühlsstau so gewaltig ist, dass die normalen Grenzen der Persönlichkeit nicht intakt sind. In beiden Fällen werden die Gefühle, die das Ich überschwemmen, als bedrohlich erlebt. Sie zeigen ihre Kraft und Wucht, denen gegenüber der Wille plötzlich klein und hilflos wird. Jeder, der so eine Überflutungssituation schon einmal erlebt hat (bei Schmerz, Trauer, Freude etc.), verliert ein kleines bisschen der Überschätzung seiner Selbstsicherheit, weil er es hautnah erlebt hat, dass er sich in Extremsituationen unter Umständen nicht ganz darauf verlassen kann, »Haltung« zu bewahren. Andererseits zeigt das Erlebnis auch, dass dieser Zustand wieder abklingt und unter normalen Umständen nicht auftritt.

Die Menschen, die somit Erfahrung mit kurzzeitigem Kontrollverlust haben, sind erwiesenermaßen nicht unser Problem im Entspannungskurs. Sofern man nicht Entspannung mit Psychotikern in einer akuten Phase (wovon auf jeden Fall abzuraten ist!), Alkoholikern oder Drogenabhängigen vor dem Entzug macht, kommt es nicht vor, dass während der Entspannung eine dramatische Gefühlsentladung auftritt. Wie wir im vorigen Abschnitt sahen, können natürlich Gedanken hochkommen, die auch von heftigen Emotionen begleitet sind. Diese werden jedoch stets als passend und angemessen erlebt und erzeugen keine Angst vor »fremdartigen« Durchbrüchen.

Aber die Angst vor Kontrollverlust als neurotisches Symptom, das bei einer zwanghaften Persönlichkeitsstruktur immer wieder auftritt, beschäftigt uns in der Entspannungstherapie mitunter.

Es geht also nicht um den tatsächlich drohenden Verlust der Kontrollinstanzen, sondern um die diffuse Angst mancher Menschen, es könnte ihnen »etwas« passieren. In der Regel können sie selbst nicht sagen, was das Bedrohliche im Moment ist, aber sie fühlen sich »irgendwie ausgesetzt«.

Zwei Faktoren sind meistens an diesen Zuständen beteiligt:

- Einerseits muss es sich bei dem Betroffenen um einen Menschen mit einem besonders ausgeprägten Sicherheitsbedürfnis handeln. Nach dem Grundsatz »Kontrolle ist besser als Vertrauen« muss zwanghaft überprüft werden, ob alles seine »Richtigkeit« hat. Natürlich ist es schwierig für Menschen dieser Sorte, sich während des Trainings ganz in die Hände eines Entspannungstherapeuten zu begeben. Denn weiß man denn wirklich, ob dessen Absichten gut und edel sind?
- Zum anderen handelt es sich in der Regel um Klienten, die gerade zur Zeit des Entspannungstrainings innere und/oder äußere Konflikte haben, die sie ängstlich vor sich herschieben. Sie wollen sich damit nicht befassen oder sie sind noch nicht in der psychischen Lage, sich mit den belastenden Inhalten auseinander zu setzen. Halb bewusst spüren sie aber, dass diese Aufgabe ansteht, und fürchten sich davor. Sie benützen alle ihre Kräfte, um die aufsteigenden Konflikte immer wieder hinabzudrängen, und fühlen, dass das nicht mehr lange funktionieren wird. Schon aus diesem Grund haben sie vielleicht ein Entspannungstraining gewählt, um dem permanenten Kräfteverschleiß entgegentreten zu können.

Wenn solcherart unter Druck stehende Klienten im Zuge der Entspannung auch »loslassen« lernen, so kommt bisweilen die Angst hoch, dass ihre dicken Abwehrmauern durchlöchert werden und ihre Gefühle sie überwältigen könnten.
Was tun?
Nun, ein alter Therapeutengrundsatz lautet: »Man muss den Menschen dort abholen, wo er steht.« Es nützt daher nichts, dem Angstgeplagten zu sagen, dass seine Gefühle sinnlos sind. Wir müssen sie erst einmal akzeptieren. Diese Annahme des Leidens in seiner speziellen Ausprägung entspannt häufig den Betroffenen, denn er muss (oft erstmalig) seine Angst nicht verbergen.
Für viele reicht es, wenn man ihnen ausdrücklich gestattet, die Augen offen zu lassen. Wie man dazu anleitet, ist im Kapitel über den Blick genau erläutert.
Manchmal ist es hilfreich, ein paar Worte über die unterbewussten »Drucklieferanten« zu sprechen, denn einerseits entspannt die

Einsicht über die Entstehung der Angst und andererseits kann man dadurch den einen oder anderen Betroffenen motivieren, psychotherapeutisch weiterzuarbeiten. (Die Erfahrung zeigt, dass in dem Maße, in dem Klienten ihre inneren und äußeren Konflikte nicht mehr aufstauen, sondern sie maßvoll betrachten, spüren, ausdrücken, bearbeiten lernten, ihre Angst vor affektiven Durchbrüchen verschwindet.)
Selten ist nur jener, der sein Problem ausspricht, von derartigen Ängsten betroffen. Es gibt immer noch ein paar andere, die von den Erklärungen mitprofitieren. Schon angesichts dieser Tatsache und auch aus Respekt ist es angebracht, den Mutigen nicht als »Zwängler« bloßzustellen. Ein kleines, allgemein gehaltenes Referat über Ängste vor Kontrollverlust erfüllt meist am besten den Zweck.

5.2.8 Das Unvermögen, bestimmte Muskelgruppen (aus psychischen Gründen) zu entspannen

Ein besonderes Problem sind Blockaden in verschiedenen Regionen, die keine fassbare körperliche Ursache haben. Manche Klienten berichten, dass sie im Zuge der Entspannung (meist erstmalig) bemerkten, dass sich entweder bestimmte Spannungen nicht auflösen oder dass ein Körpergebiet überhaupt nicht spürbar ist. Der Grund dieser Hindernisse sind jahrelange, oft sehr »alte« Ängste oder Konflikte, die sich im Körper festgesetzt haben. Sie führten zu einer Verhärtung des Körperpanzers an manchen Stellen. Diese Krisengebiete sind in der Einzeltherapie meist gut behandelbar, da man die begleitenden Gefühle immer gleich aufgreifen und (je nach Methode unterschiedlich) durcharbeiten kann. In der Gruppe ist das in der Regel nicht möglich, denn die Blockaden brauchen sehr viel Zuwendung. Die dahinterliegenden Ängste haben sich mit gutem Grund hinter einer Gefühllosigkeit verborgen und zeigen sich nicht so schnell. Nun kann man aber den Betroffenen eine Empfehlung mit nach Hause geben, die häufig Stück für Stück zu einer Auflösung des Problems führt: Es ist jedem Klienten sehr leicht klarzumachen, dass die Muskelgruppe, die mit Widerstand reagiert, besonders viel liebevolle Aufmerksamkeit braucht. Man sollte daher immer wieder an sie denken. Auch ohne das gesamte Entspannungsprogramm zu machen, kann man die entsprechende Einzelübung zur Lockerung mehrmals untertags einbauen oder die eigenen, heilenden Hände auf diese Stelle legen. Das Umschalten von Ärger über die Mangelfunktion der gestörten Region zu einer freundlichen Annahme des Jetzt-Zustandes und einer sanften Hinwendung hat schon manche Blockade erstaunlich gelöst.

5.2.9 Der unbewusste Krankheitsgewinn

Wie wir alle wissen, ist Krankheit nicht nur störend, sondern kann mitunter im zwischenmenschlichen Kontakt allerlei Vorteile mit sich bringen. Jeder kennt sicher Beispiele in seinem Umfeld, wo Menschen durch ihre körperlichen oder seelischen Schwächen besonders viel Zuwendung, Geltung, Macht oder auch staatliche Förderungen bekommen. Nun kann man einwenden, dass dies alles ein schwacher Trost für den Leidenden ist. Es scheint aber mitunter so zu sein, dass die Krankheit gerne als »Zahlungsmittel« für die gewonnenen Vorteile eingesetzt wird. Wer durch seine Schwachstellen wunderbar umsorgt und verhätschelt wird oder endlich in seiner Familie Beachtung findet, wer ein hohes Maß an Rücksicht erfährt, von Aufregungen ferngehalten und mit Konflikten nicht belästigt wird, ist wenig motiviert, wieder gesund zu werden. Warum sollte er den paradiesischen Zustand freiwillig verlassen? Dazu kommt noch, dass es viele Menschen gibt, die seit ihrer frühen Kindheit ein schweres Defizit an liebender Zuwendung und Umsorgtsein haben. Sie wünschen sich nichts sehnlicher, als wie ein Säugling gefüttert, gestreichelt und verwöhnt zu werden. Nun ist das ein legaler Wunsch, den jeder von Zeit zu Zeit und vor allem nach Stresssituationen hat. Der seelisch Gesunde findet dann Möglichkeiten, den erlittenen Mangel aufzufüllen, indem er es sich ein paar Tage gut gehen lässt, in die warme Badewanne legt, sich mit einer wohltuenden Lotion eincremt, etwas Schmackhaftes isst und nützt, was es sonst noch an sinnlichen Vergnügen gibt. So wird wieder Energie nachgeladen.
Der Neurotiker hingegen bleibt in seiner Ansprüchlichkeit stecken: Die »anderen« (Familie, Staat, Ärzte, Therapeuten etc.) müssen dafür sorgen, dass es ihm gut geht. In einer kindlichen Weise

wird jede Eigenverantwortung abgelehnt. Fatalerweise sind diese Mechanismen den Betroffenen aber ohne psychotherapeutische Arbeit nicht bewusst. Die übergroßen Wünsche an die Außenwelt erscheinen ihnen als ganz normal.

Wenn nun solche Klienten in einen Entspannungskurs kommen, wird es notgedrungen Schwierigkeiten geben. Jedes Verfahren ist »Hilfe zur Selbsthilfe«, d. h., es zielt darauf ab, dass man selbst Verantwortung für Körper und Seele übernimmt. Es führt aus der Abhängigkeit dessen heraus, der als »Almosenempfänger« für Zuwendung stecken geblieben ist. Es macht fähig, sich über die Entspannung selbst den jeweils passenden Ausgleich zu schaffen. Aber will jeder selbstständig sein?

Als Therapeuten sollten wir uns klar sein, dass es immer Menschen geben wird, die eigentlich lieber mit Medikamenten »gefüttert« werden oder ihre Vorteile in Familie und Beruf zur Zeit nicht aufgeben wollen. Wenn nicht ein gehöriger Druck von Seiten der »Ausgebeuteten« entsteht, wird sich nicht so leicht etwas ändern. Da es aber doch hin und wieder Rebellion gibt, muss sich ein zwischenmenschliches Gefüge verändern. Wenn ein Betroffener in so einer Lebensphase in einen Entspannungskurs kommt und erfährt, dass man sich nicht wie ein Vöglein, das aus dem Nest geworfen wurde, fühlen muss, sondern selbst etwas für sein Wohlbehagen tun kann – dann ist die fruchtbarste Zeit. Die Effekte der Entspannung können nun zu einem richtigen Umdenkprozess führen: Statt infantiler Abhängigkeit – Wachstum in eine reife Selbstverantwortung!

5.3 Probleme in der Interaktion zwischen Therapeuten und Klienten

Nun wollen wir uns dem weiten Feld, das sich zwischen Klienten und Therapeuten spannt, zuwenden. Auf diesem Feld werden all die bewussten und unterbewussten Spiele gespielt, die die Kommunikation verkomplizieren können. Hierher gehören die Missverständnisse und Botschaften (gleichgültig von welcher Seite), die beim anderen niemals oder verzerrt ankommen, aber auch alle Verhaltensweisen, die das Miteinander schwieriger machen.

5.3.1 Wenn Klienten lachen oder miteinander sprechen

Mitunter ist es in einer Entspannungsgruppe sehr lustig. Anekdoten von Seiten der Klienten oder des Therapeuten lockern die Atmosphäre auf und machen aus dem Kurs ein lustvolles Geschehen. Manchmal entwickelt sich auch eine fruchtbare kleine Diskussion. Beides ist für das gute Klima durchaus förderlich. Es gibt aber auch Zeiten während des Kursablaufes, zu denen Lachen oder Sprechen von den anderen als unangemessen erlebt wird. Für manche Klienten (vor allem für Jugendliche) ist das Üben so ungewohnt, dass es eine Spannung in ihnen erzeugt, die sie durch Kichern oder abwertende Kommentare abreagieren. Besonders in bereits bestehenden Freundesgruppen, die geschlossen zum Kurs kommen und in denen eine Art »In-Jargon« besteht, können diese Heiterkeitsausbrüche überhand nehmen. Sobald einer einen »running gag« äußert, brechen alle anderen in schallendes Gelächter aus.
Was tun?
Zunächst einmal sollte es der Therapeut nicht als persönliche Beleidigung auffassen. Hat er sich vergewissert, dass nicht vielleicht seine theatralische Sprache Anlass zu Witzen bietet, muss er nun mit viel Geschick den nötigen Ernst erzeugen, mit dem sich die Kursteilnehmer auf den Lernprozess einlassen können. Das ist nicht leicht, ohne ins »Schulmeistern« zu verfallen. Manchmal ist es allerdings nötig, zwei besonders gute Freunde oder Freundinnen zu bitten, sich nicht nebeneinander zu setzen, wenn sie sich gegenseitig durch leise geraunte Bemerkungen behindern. In der Regel nehmen die ungewollten Lachsalven aber in den folgenden Sitzungen ab bzw. es bleiben diejenigen fern, denen es ausschließlich um den gemeinsamen Spaß, aber nicht um die Entspannung selbst ging.
In der Einzeltherapie kommt es normalerweise nicht vor, dass jemand sich selbst durch Kichern im Weg steht. Hier gibt es aber die Gefahr, dass ein Klient zu verbalen Rückmeldungen (»Ja«, »das spüre ich« ...) neigt. Hier reicht oft ein einfacher Hinweis,

dass man alles nachher besprechen könne und dass es jetzt nur um das Spüren und Machen gehe, und das Zwischendurch-Sprechen wird eingestellt.

5.3.2 Zu vermeidende Wörter und Formulierungen

Vieles ist über die Sprache schon an anderer Stellen gesagt worden. Nun seien noch einige abschließende Bemerkungen zur Wortwahl gemacht: Wir wissen, dass Worte einen allgemein verständlichen Sinn, aber auch eine sehr individuelle Gefühlsfärbung haben. Den Sinn kann man allenfalls im Wörterbuch nachschlagen, doch die persönliche Bedeutung eines Wortes wissen wir nur bei uns selbst. Sogar Menschen, die einander vertraut sind, ahnen nur einen Teil der Assoziationen, die sich beim Partner gleichzeitig mit einem Wort einstellen. Wie müssen daher davon ausgehen, dass die Begriffe, die wir als Therapeuten in der Entspannung verwenden, nicht für alle Leute angenehm sind. Daraus leitet sich die Empfehlung ab, auch öfter zwischendurch nachzufragen, ob es das eine oder andere Wort gibt, das bei einem der Klienten unangenehme Empfindungen hervorruft. Wenn sich so ein Fall herausstellt, dann ist es einerseits eine Möglichkeit, vielleicht ein Konfliktgebiet aufzudecken, andererseits sollte man den Betroffenen ermuntern, beim eigenen Üben ein anderes Wort zu verwenden. Spielt sich diese Szene in der Gruppe ab, dann kann sie auch ein hervorragendes Modell für andere Klienten sein. Sie lernen nämlich dadurch bewusster und sorgfältiger mit der Sprache umzugehen.

Im Allgemeinen ist es für einen Therapeuten sinnvoll, trotzdem bei seinem authentischen Sprachstil zu bleiben. Jedoch sollte man seine eigene Sprache einer gründlichen Prüfung unterziehen. (Es kann auch hilfreich sein, wenn in der Anfangsphase des therapeutischen Wirkens ein Kollege Ihr Tonband abhört und Sie auf diverse problematische Formulierungen aufmerksam macht. Man hat meistens zu wenig Abstand zum eigenen Sprachverhalten, um Fallen selbst zu bemerken.) So gibt es mitunter Worte, die bei sehr vielen Menschen auf Widerstände stoßen: Wenn man z. B. von Muskeln spricht, die »schlaff« oder »hängend« bzw. »bis zum Zerreißen gespannt« werden. Auch die Suggestion »schwerer« ist besonders für Übergewichtige sehr unangenehm. Defekte und

Schwächen sollten niemals in der Entspannung angesprochen werden, da sich sonst sehr schnell ein Unbehagen einschleicht.

5.3.3 *Wie vermeide ich Kursabbrüche?*

In der einschlägigen Literatur sind erstaunlich hohe Abbruchraten aller statistisch untersuchten Entspannungsverfahren verzeichnet. Das ist bedauerlich, da doch zumindest zu Beginn des Trainings eine gewisse Motivation vorhanden war, die offensichtlich nach ein paar Sitzungen zerbrach. Es ist mir klar, dass man nicht alle Gründe des Motivationsschwundes wissen kann. Vor allem in Großgruppen, in denen es nur eine geringe Kommunikation zwischen dem Therapeuten und einzelnen Teilnehmern gibt, werden viele Erfahrungen und Überlegungen verschwiegen. In kleineren Gruppen oder in der Einzeltherapie ist es aber angebracht, immer wieder zu ermuntern, auch enttäuschende Erlebnisse mit der Entspannung zu erzählen. Nur so kann man wirklich ausloten, wo individuelle Schwierigkeiten liegen. Neulinge unter den Therapeuten fürchten sich leider häufig vor einem negativen Feedback, da sie sich in ihrer Unsicherheit leicht angegriffen fühlen. Versuchen Sie es aber trotzdem – ohne ständige Rückmeldung können Kursabbrüche nicht vermieden werden! Mit dem verbalen Austausch allein ist aber noch nicht genug getan: Jetzt müsste unbedingt die zweite Phase eines persönlich abgestimmten Angebotes kommen. Alle Ihre kreativen Kräfte sind gefragt, um eine individuelle Abwandlung der Standardmethode oder der allgemeinen Übungsempfehlungen zu finden. Die Progressive Muskelentspannung bietet eine Fülle von Variationen an. Aber auch jede andere Methode müsste im Sinne der Zufriedenheit jedes Klienten verändert werden können. Nicht der Klient muss sich der Methode unterordnen, sondern die Methode den Schwierigkeiten des Klienten! Das muss jeder Teilnehmer spüren und vermittelt bekommen. Nur dadurch kann eine Anzahl von drohenden Kursabbrüchen rechtzeitig abgefangen werden.

5.3.4 *Die passende emotionale Distanz*

Das Problem der Helfer besteht darin, einerseits ausreichend schützende Distanz zum emotionalen Strudel der verschiedenen

Leidensgeschichten der Hilfesuchenden zu halten, andererseits aber nicht die menschliche Beziehung zu ihnen zu verlieren. Das ist erwiesenermaßen eine der schwierigsten Aufgaben in den helfenden Berufen. Sehr häufig ergreifen Menschen diese Berufe, die einen gewissen sozialen Anspruch an sich haben und sich leicht mit den Problemen anderer identifizieren. Positiv dabei ist, dass sie sich zumeist sehr gut einfühlen können. Die Klienten profitieren ohne Zweifel davon. Die Schwierigkeit andererseits besteht in dem Sog, der im Mitleid und Mitgefühl wohnt und Therapeuten, die sich nicht gut abgrenzen können, gnadenlos in ein emotionales Defizit mit hinabzieht. Ein »ausgebrannter«, schließlich selbst bedürftiger Therapeut ist jedoch für Klienten keine gute Hilfe. Um den anfallenden Aufgaben gerecht zu werden, ist es daher notwendig, »seiltanzen« zu lernen. Der artistische Akt besteht in der ausgewogenen Balance zwischen Mitgefühl und Abgrenzung. Von Natur aus können das wenige. Die anderen müssen sich das während ihrer therapeutischen Ausbildung mühsam erarbeiten. Da es sich bei der Fähigkeit zur passenden Distanz nicht um eine intellektuelle Leistung handelt, nützt das Anlesen von Buchwissen dabei in keiner Weise. Erst die reflektierte Arbeit mit Klienten (zumeist unter Supervision) und die dabei erlebten kleinen Misserfolge bringen diesen emotionalen Lernprozess in Gang. In diesem Sinne ist jede Ausbildung, die für einen langen Reifungsprozess Raum gibt und auch dafür Sorge trägt, zu befürworten.
Wie man die nicht zu große und nicht zu kleine, sondern angemessene emotionale Distanz hält, ist in jeder psychotherapeutischen Methode ein bisschen anders. Wenden wir uns daher einigen Faktoren zu, die in dieser Hinsicht bei der Entspannungstherapie spezifisch sind.
Ohne Zweifel ist es in einer Gruppe am leichtesten, eine gewissen Abstand zu wahren. Schon von den räumlichen Gegebenheiten ist im Kreis oder im Frontalsetting (in großen Gruppen) nicht vorgesehen, dass eine übergroße Nähe zu manchen Klienten entsteht. Neulinge unter den Therapeuten sind daher besser beraten, mit einer kleinen Gruppe zu beginnen. Die Gefahr lauert eher in der Einzeltherapie. Wie schon bei den Settingfragen angeregt wurde, sollte man mit einer Zudecke, der differenzierten Wahl der Licht-

quellen und zumeist aufgezogenen Vorhängen eine zu große Intimität vermeiden. Die Möglichkeit einer Erotisierung, die der anschließenden ernsthaften Arbeit eher hinderlich ist, sollte nicht übersehen werden. Abgesehen davon, dass es zu Übertragungsproblemen (siehe nächstes Kapitel) kommen kann, kommt es auch vor, dass manche Klienten Angst vor einem drohenden Kontrollverlust bekommen (siehe 5.2.7).
Ein weiterer Faktor ist die Wahl eines generellen »Du« oder »Sie« zwischen Therapeut und Klienten. Verschiedene Therapierichtungen haben damit einen unterschiedlichen Umgang, den ich nicht bewerten möchte. Ich habe schon an anderer Stelle nicht verschwiegen, dass ich das »Sie« vorziehe und damit gute Erfahrungen gemacht habe. Vor allem Menschen (meistens Männer), die aus beruflichen Gründen Entspannung lernen möchten (um etwa Leistungsdruck und Nervosität zu vermindern), fühlen sich mit dem »Sie« gut geschützt. Sie sind vordergründig nicht zu Selbsterfahrung oder Psychotherapie motiviert und wären durch das intimere »Du« häufig überfordert. Bei Entspannungskursen in Großgruppen und Firmen ist das »Sie« eine Selbstverständlichkeit. Und in Einzeltherapien sollte sich jeder selbst überlegen, ob er den Gefahren gewachsen ist, die durch das »Du« gefördert werden. Denn ohne Zweifel führt ein »Du«, das in der Familie üblich war, auch geradewegs in die alten Familiengeschichten. Das ist einerseits ein Zugang, den man nützen kann (sofern genügend Zeit dafür vorhanden ist), andererseits muss man gleichzeitig mehr auf Übertragungsphänomene achten, die wir im nächsten Kapitel etwas beleuchten wollen.

5.3.5 Übertragungsprobleme zwischen Klient und Therapeut

Zunächst einmal sei der Begriff der Übertragung geklärt:
Der geschulte Psychotherapeut kann in den Sitzungen Verhaltensweisen, Gefühle und Einstellungen beobachten, die aus früheren Erlebnissen des Klienten kommen und nun auf den Therapeuten bezogen werden. Es geht also um eine Verschiebung der Gefühle von den Bezugspersonen des Klienten auf den Therapeuten. Diese Gefühle können (den ehemaligen Umständen entsprechend) sehr heftig sein und wirken in der gegenwärtigen Situation mitunter

unangemessen. Der Therapeut wird so behandelt, als sei er Mutter, Vater, Geschwister, Lehrer usw.
Übertragungsreaktionen spielen auch in der Alltagswelt eine Rolle. Jede spontane Sympathie oder Antipathie hat mit Sicherheit etwas mit den früheren Erfahrungen zu tun und daher mit Übertragung. Je nachdem, ob die Übertragung vorwiegend freundlich und zugewandt oder feindselig und aggressiv getönt ist, spricht man von positiver oder negativer Übertragung.
Die positive Seite ist zumeist in der Entspannungstherapie durchaus förderlich. Der Klient, der sich vertrauensvoll an den Therapeuten wendet und offen für seine Empfehlungen ist, hat reichlich Motivation und Kooperationsbereitschaft, um zu üben und zu lernen. Der Erfolg wird dadurch entsprechend gut sein.
Schwierig wird es aber mit den negativen Übertragungen. Wenn die Vorerfahrungen des Klienten dergestalt waren, dass sehr viel Widerstand, Trotz oder unangemessen hohe Forderungen auf den Therapeuten zukommen, muss erst sehr viel »seelischer Schutt« aus dem Weg geräumt werden, um zu einem sinnvollen Miteinander zu kommen. (Einige dieser mühsamen Verhaltensweisen werden anschließend im Kapitel über die Problemklienten angeführt.)
Wenn die Entspannung eine flankierende Maßnahme in einem größeren Behandlungskonzept ist, so muss für die Schaffung eines günstigen Übertragungsklimas genügend Zeit eingeplant werden. In den meisten Entspannungskursen ist jedoch keine Möglichkeit zur Aufarbeitung der früheren Traumen vorgesehen. Da muss man sich als Therapeut wohl oder übel bescheiden! Man kann nicht »zwangsbeglücken«, und manchmal sind eben die Hindernisse in Form von Widerständen so groß, dass sich (zumindest gegenwärtig) nicht der erhoffte Erfolg einstellt.

5.4 Verschiedene Problemklienten

Im Laufe der vielen Jahre, in denen ich Entspannungskurse veranstaltete, begegneten mir viele angenehme und lernfreudige Klienten. Es gab aber auch immer wieder schwierige Menschen, die die anderen Gruppenteilnehmer auf eine mehr oder weniger harte

Probe stellten. Für mich, die Therapeutin, waren sie eine besondere Herausforderung. Ich war immer, seit Beginn meiner Berufslaufbahn, ein Freund anspruchsvoller Fälle. Ich finde es spannend, wie man trotz widriger Ausgangsbedingungen auf einen »Nenner« kommen kann. Die Erfahrung hat gezeigt, dass einige der Schwierigen, die sich endlich einmal verstanden und angenommen fühlten, zu meinen treuesten Fans wurden. Ihnen allen ist dieses Kapitel gewidmet.

5.4.1 Die Skeptischen

Skeptische Klienten gibt es fast in jedem Kurs. Meistens wurden sie von irgendjemandem geschickt oder überredet (wie z. B. von Ehepartnern, Eltern oder Ärzten). In den Kursen, die sie selbst bezahlen müssen (in der freien Praxis), kommen sie seltener vor, aber in Institutionen sind sie ausgesprochen häufig zu finden. Vor allem in Firmen, die die Kurse während der Arbeitszeit genehmigen, sind die Skeptiker wie eine »Landplage«. Sie machen alles mit, was ihre tägliche Berufsarbeit vermeiden hilft, aber sie lassen sich nicht wirklich auf die Entspannung ein, denn das wäre ja wieder »Arbeit«. Ihnen fehlt es eindeutig an Motivation. Es bedarf in der Regel einiger Überredungskunst, sie von der Sinnhaftigkeit der Entspannung zu überzeugen. Ist dies aber nicht möglich, so ist es an der Zeit, sie zu fragen, ob sie nicht lieber zum jetzigen Zeitpunkt von einem Entspannungskurs Abstand nehmen wollen. Mancher geht auf diese Fast-Aufforderung hin wirklich weg und das ist sicher gut so. Aber bei anderen löst die Tatsache, dass es nun sie sind, die sich entscheiden können, einen Wandel aus. Diejenigen, die sich entschließen zu bleiben, gehen meistens nun den Versuch ein, das Entspannungstraining für sich nutzbringend zu absolvieren.

5.4.2 Die Kritischen

Eine kleine Sonderform der Skeptiker sind die habituellen Kritiker. Meist von scharfem Geist und geschliffener Wortwahl müssen sie alles durchleuchten und kritisch hinterfragen. Das ist im Prinzip etwas durchaus Positives und kann die Diskussion in Entspannungskursen ungemein befruchten. Gefürchtet sind die Kritiker allerdings bei neu einsteigenden Therapeuten, die sich in den Begründungen und Hintergrundinformationen ihrer Methode noch nicht ganz »sattelfest« fühlen. Sie leben in ständiger Angst, von den Kritikern »zerlegt« zu werden. Aber selbst für Routiniers unter den Therapeuten können sie sehr mühsam werden. Sind doch Kritiker in einer (bewussten oder unterbewussten) permanenten Konkurrenzsituation: Sie müssen den Therapeuten beobachten und ihm möglichst beweisen, dass er keinesfalls besser als sie selbst ist.

Darüber hinaus gibt es einen Mangel der Kritischen, der ihnen schließlich selbst zum Nachteil gereicht: sie können sich nicht wirklich einlassen. Ohne Zweifel sind gewohnheitsmäßige Kritiker ängstliche Menschen. Sie befürchten irgendwie unterzugehen, wenn sie die Situation nicht ständig intellektuell kontrollieren. Sie dürfen dabei aber nicht locker lassen, denn das kann gefährlich werden. Der Geist muss siegen, auch wenn dabei die Selbsterfahrung mit dem Körper und den Gefühlen darunter leidet. Möglicherweise hat die verwirrende Situation in der Familie in ihrem ersten Lebensjahr verhindert, dass sich ein stabiles Urvertrauen bilden konnte. Da ihnen diese Basis fehlt, haben sie nun Probleme, sich auf etwas Unbekanntes einzulassen, selbst wenn ihnen gesagt wird, dass ihnen dabei sicher nichts Böses passieren kann.

Nun können wir nur hoffen (und den Kritikern wünschen), dass sich ihr Vertrauen durch die Entspannung und die wachsende Gelassenheit langsam entwickelt.

5.4.3 Die »Männer- oder Frauenfresser«

Mitunter begegnet man Klienten, bei denen man nach einiger Zeit das Gefühl nicht loswird, dass sie vermutlich schlechte Erfahrungen mit dem Geschlecht des Therapeuten gemacht haben. Im Entspannungskurs ist weder Zeit noch Möglichkeit, diesem Punkt nachzugehen. Hat man aber die Gelegenheit, diesen Klienten auch in Einzelstunden zu begleiten, so stellen sich regelmäßig kleinere und größere Traumen der Vergangenheit heraus, die klar werden lassen, warum sich die Beziehung zu dem bekämpften Geschlecht so schwierig gestaltet. Das Verständnis ist nun da – aber leichter ist die Situation deswegen noch kaum. So gibt es Frauen, die Män-

ner grundsätzlich bekämpfen, und Männer, die bei Frauen schwer etwas akzeptieren können. Aber es gibt auch Frauen, die es Frauen, sowie Männer, die es Männern schwer machen. Jede Kombination ist möglich und kommt auch vor. Bei meiner jahrelangen Arbeit im Krankenhaus und in der Beratungsstelle konnte ich bei mir und meinen Kollegen diese Schwierigkeiten gut beobachten. Nun – wie wirkt sich der Widerstand aus?
Ähnlich wie die Skeptiker und Kritiker haben diese Klienten Probleme, Vertrauen zu fassen. Sie kommen zwar mit einer guten Motivation her, aber nun merken sie, dass sie nur sehr schwer etwas vom Therapeuten mit dem »falschen« Geschlecht annehmen können. Zu oft haben sie erlebt, dass sie von einer Bezugsperson des gleichen Geschlechtes wie der Therapeut zu etwas überredet wurden, das ihnen nicht gut tat.
Schrauben Sie, liebe Entspannungstherapeuten, Ihre Ansprüche zurück, wenn Sie in diese Situation kommen. Und nehmen Sie vor allem allfällige Angriffe nicht persönlich (was nicht immer leicht ist). Wir können annehmen, dass die Erlebnisse in der Entspannungstherapie trotz aller Widrigkeiten ein kleiner Beitrag für eine zukünftig bessere Verständnismöglichkeit ist. Es ist vielleicht nicht mehr als ein kleiner Schritt in Richtung Neutralisation vergangener schlechter Erfahrungen.

5.4.4 Die Endlosredner

Ein Endlosredner ist in der Einzeltherapie kein Problem. Wenn das Redebedürfnis so groß ist, dass es zuerst gestillt werden muss, bis man zur Entspannung übergeht, so wird die Therapie für den Klienten höchstens länger und damit teurer.
Schwierig ist hingegen der Umgang mit einem Redebeflissenen in der Gruppe. Normalerweise haben die Teilnehmer einer Gruppe ein sehr gutes Gespür dafür, wie viel Raum sie in den Gesprächssequenzen einnehmen dürfen. Es ist ihnen klar, dass sie nur einen Teilanspruch auf die Zeit haben und ohne auf die Uhr zu sehen, wissen sie meist ziemlich genau, ob jemand ständig seinen Rahmen sprengt. Natürlich sind nicht jene Gesprächsbeiträge damit gemeint, die aus einer aktuellen Notlage erwachsen. Wenn ein Gruppenmitglied während des Kurses einen Verlust, eine besondere

körperliche oder seelische Schwierigkeit, ein einschneidendes Erlebnis hatte, so empfinden es alle anderen zumeist als gerecht, wenn diesem Ereignis mehr Platz gegeben wird. Entpuppt sich ein Klient aber als geschwätzig oder erzählt er derartig langatmig von unwesentlichen Dingen, dass den anderen nur mehr wenig Zeit bleibt, breiten sich merkbar Unruhe und Missstimmung aus.

Hier ist Ihr therapeutisches Geschick zur Strukturierung gefragt! In der Regel haben Sie ein genaues Konzept, wie viel Gesprächszeit vorgesehen ist. Nachdem Sie bei der Entspannung keinesfalls unter Zeitdruck geraten dürfen, müssen Sie strikt auf die Einhaltung der Zeitgrenzen achten. Das heißt aber auch, dass Sie den Endlosredner bremsen müssen (nötigenfalls jedes Mal). Der Dank der anderen Gruppenmitglieder ist Ihnen damit sicher! Sie dürfen nicht vergessen, dass zwar der Dauerredner Unmut auf sich zieht, dass aber auch Ihr Unvermögen, ihn wirkungsvoll in die Schranken zu weisen, ebenso viel Zorn erweckt. Da Sie der Gruppenleiter sind, ist es Ihre Aufgabe, die Struktur zu schaffen und aufrechtzuerhalten.

Der Endlosredner hat ohne Zweifel Probleme, Grenzen zu sehen und sie zu akzeptieren. Die freundliche Klarheit, mit der Sie die Zeitgrenzen des Kurses wahren, kann eine Hilfestellung für ihn sein. Durch sie erlebt er, dass Grenzen nicht (wie vermutlich in seiner Kinderzeit) wahllos, undurchschaubar oder als Strafaktion gesetzt werden, sondern eine Ordnung schaffen, die schließlich die Zufriedenheit aller ermöglicht.

5.4.5 Die (allzu) Leistungsorientierten

Besonders Leistungsorientierte hat man meist in großer Zahl in den Entspannungskursen. Das verwundert keineswegs, denn Leistungsdruck ist der »beste« Lieferant für Verspannungen.

Leistungsorientierte kommen aus Familien, in denen der Wert eines Menschen an seinen Erfolgen abgelesen wurde. Schon als Kleinkind bekamen sie besonderes Lob, wenn sie prompt ins Töpfchen machten, besonders früh sprechen oder gehen lernten. In der Schule setzte sich diese Entwicklung fort: Nicht das glückliche oder muntere Kind war gefragt, sondern die »Produkte«, die guten Noten. Fielen diese eher durchschnittlich aus, so konnte man an den mehr oder weniger eindrucksvollen Reaktionen die Enttäuschung ablesen. Auch das Muster der Eltern oder anderer Bezugspersonen, die alle ihre Kräfte für eine (meist finanzielle) Sicherung des Lebensstandards einsetzten, hinterließ Spuren. Wenn die materiellen Werte wichtiger als die zwischenmenschlichen Beziehungen waren, dann verwundert es nicht, wenn der nun Erwachsene auch versucht, seinen Selbstwert durch Sachwerte und vorzeigbare Leistungen zu finden. Das macht Druck und natürlich bleiben in so einem Lebenskonzept Muße, Freude, Lust oder Beschaulichkeit auf der Strecke.

Die Leistungsorientierten merken meist selbst, dass ihnen manche Qualitäten verwehrt sind. Sie sind es nicht, die von Chefs zur Entspannung geschickt werden (da wären die Chefs reichlich unklug), aber es gibt manchmal Anstöße von lieben Angehörigen, die sich vernachlässigt fühlen oder die Angst um die Gesundheit dieses Hochleistungsmotivierten bekommen.

Nun sitzen sie mit gewaltigem Druck im Kurs und haben ein schlechtes Gewissen, weil sie sich die Zeit der Sitzung gönnen. Oft kommen sie im letzten Moment angehetzt und fahren manchmal nachher noch zu ihrer Arbeitsstelle. Über ihre Ungeduld wurde schon an anderer Stelle berichtet (5.2.3), aber betrachten wir hier die Wirkung ihrer hektischen Ausstrahlung auf die anderen Gruppenmitglieder: Ich habe mitunter erlebt, dass das schlechte Gewissen, sich Entspannung zuzubilligen, »ansteckend« sein kann. In unserer westlichen Kultur ist man mit dem Begriff »Faulheit« sehr schnell zur Hand. In der bäuerlichen Tradition gilt selbst Lesen schon als faul. Nur die sichtbare körperliche Arbeit wird akzeptiert. (Ganz im Gegensatz dazu kann man z. B. an vielen Orten Asiens beobachten, wie Meditation, In-sich-Ruhen, spirituelle Rituale und dergleichen von der Bevölkerung hoch geschätzte Formen der Aktivität sind. Selbst einfaches Sitzen und Vor-sich-Hinbrüten wird jedem zeitweise zugebilligt.) Der Wunsch, sich mehr Ruhe und Entspannung einzuräumen, ist daher hier bei vielen Menschen sehr labil. Die kleinste Verunsicherung lässt ihn schon wanken und das schlechte Gewissen taucht unvermittelt auf.

Um eine förderliche Gruppenatmosphäre zu schaffen, sollte der Therapeut die Über-Leistungsorientierten daher genau im Blickfeld behalten. Jeder Satz, der ihnen ihr Recht auf Muße näher bringt, ist im Sinne aller »gut angelegt«. Leistungorientierte sind in der Regel auch sehr dankbar für eine psychische Unterstützung. Unterbewusst haben sie bereits gefühlt, dass die Leistung nicht das einzige Kriterium im Leben sein kann, und sind auf der Suche. Gar mancher bekommt durch die Entspannung »Appetit auf mehr«. Der anerzogene Ehrgeiz ist in diesem Fall sogar eine Hilfe, nun den Dingen auf den Grund zu gehen und eine weiterführende Psychotherapie zu machen.

5.4.6 Die beharrlich »Unaufmerksamen«

Unaufmerksamkeit kann aus mehreren Quellen gespeist werden. Zum einen kann sie eine Form von Widerstand sein (wie wir in etlichen Kapiteln sahen). Es gibt aber noch einen anderen möglichen Grund: Manche Menschen sind so »nach außen abgeschirmt«, dass sie tatsächlich nur ein Teil das Gesagten erreicht. Im Extremfall haben wir es mit einer abgeschwächten Form des Autismus, also der Unfähigkeit, die Bedingungen der Umwelt zu berücksichtigen, zu tun. Aber auch jede Form der zeitweisen »Versponnenheit« eines Klienten ist schwer zu handhaben. Man merkt im Kurs, dass trotz genauer Erklärung die Übungen von einem Einzelnen immer anders gemacht werden, dass die Anleitung bezüglich Länge des Spannens oder Entspannens an diesem häufig vorübergehen und dergleichen. Besonders verwirrend ist dieser Umstand für den Therapeuten, da die begleitenden Gespräche zeigen, dass der betroffene Klient durchaus intellektuell begabt ist, daher alles »begreifen müsste«. In der Tat kann man als Therapeut weder kontrollieren noch verhindern, dass ein stark Introvertierter zeitweise in seine Innenwelt zurücksinkt. Man kann nur manche Tatsachen öfter wiederholen – in der Hoffnung, dass doch noch Teile der Erklärung haften bleiben. Leider erweist es sich nämlich, dass sich sehr früh die fälschlich als richtig angenommene, aber in Wirklichkeit der Fantasie entsprungene, Übung festsetzt. Hiermit werden uns von der Persönlichkeit des Klienten eindeutige Grenzen gesetzt. Wir können nur hoffen, dass diese wahllos modifizierte Entspannung trotzdem irgendeinen positiven Effekt zeigen wird.

5.4.7 Die Trotzigen

Die »Trotzigen« sind ein Paradebeispiel einer negativen Übertragung.

Trotz ist der Widerstand und die Ablehnung gegenüber dem Willen einer Autoritätsperson. Nun haben aber die Klienten das Angebot eines Entspannungskurses in der Regel freiwillig aufgesucht und wollen selbst eine Möglichkeit erlernen, mit Hilfe derer sie sich besser fühlen. Sie sind also nicht einem fremden Willen unterworfen (einmal von jenen abgesehen, die »entsendet« wurden und deren Problematik wir bereits im Kapitel 5.2.2 und 5.4.1 erläuterten). Nehmen wir auch den Fall an, dass Sie als Therapeut zuvor unbekannt waren und dass Sie kein Opfer einer unangemessenen Empfehlung sind. Warum sollte dann ein Klient trotzig sein? Wogegen wehrt er sich? Warum sagt er, dass er Entspannung lernen möchte, wenn er zu Hause nicht übt? Woher kommt dieser unterschwellige Boykott?

Nun – wir können nur phantasieren, denn in der Gruppe gibt es zumeist keine Möglichkeit, eine ausführliche Anamnese zu erheben, die es uns ermöglicht, alle Konfliktgebiete zu erfassen. Wenn der Trotz aber eine offensichtliche Überreaktion ist, so liegt die Annahme nahe, dass sie eigentlich gar nicht Ihnen, sondern durch Gefühlsverschiebung anderen Menschen gilt. Es hat offenbar in der Vergangenheit des Klienten Bezugspersonen gegeben, mit denen nicht zu verhandeln war. Ihr Wille galt und wurde zum unumstößlichen Gesetz. Oft sehr früh, manchmal auch erst später, erlernte das Kind, dass es zu anderen Mitteln greifen musste, um ein Mindestmaß an Autonomie oder Selbstachtung zu wahren. Es lernte Widerstand, Boykott und innere Emigration zu gebrauchen. Das erwies sich damals als sinnvoll und war eine Art psychische Überlebensstrategie. Wenn sich aber etwas einige Jahre bewährt hat, ist es unglaublich schwierig zu erkennen, dass irgendwann die Strategie ins Leere geht. Und davon Abstand zu nehmen, ist noch ein Stückchen schwerer. So kann es kommen, dass eine Gewohnheit dieser Art, ein Verhaltensmuster, zum Bumerang wird: Alles, was von (noch so wohlmeinenden) Autoritäten kommt, muss zwanghaft abgelehnt werden. Man kann sich leicht vorstellen, dass Lernprozesse nun sehr schleppend in Gang kommen können.

Wenn vielleicht noch irgendein Attribut des Therapeuten (Geschlecht, Aussehen, Kleidung, Mimik, Gestik, Aussprache etc.) an die autoritäre Bezugsperson erinnert, ist eine wirkliche (nicht Schein-)Kooperation ohne Auflösung des Konflikts nicht möglich.

5.4.8 Die »Lieben«

Die »Lieben« sind auch ein Paradebeispiel für Übertragung: diesmal aber für eine scheinbar positive, die jedoch gefährliche Fallen in sich birgt.

Die »Lieben« sind leicht zu erkennen. Schon beim ersten Kontakt fällt ihre Freundlichkeit auf. Sie lächeln beharrlich, sind selbstverständlich pünktlich und bezahlen kommentarlos. Wenn sie es irgendwie anbringen können, so sagen sie gleich, dass sie schon sehr viel Gutes von Ihnen gehört haben und »große Stücke auf Sie halten«. Wer fühlte sich da nicht geehrt? Ha – schon in die Falle gegangen! Genau das wollen die »Lieben«: Sie sollen kampflos in ihr Lager überwechseln – dann ist von Ihnen nichts Böses zu erwarten!

Sie hatten auch gar nichts Böses vor – werden Sie vielleicht erstaunt anmerken und sich fragen, was die Aktion der »Lieben« in der gegenwärtigen Situation denn bedeuten soll? Die Antwort ist: nichts Aktuelles!

Es handelt sich um ein ähnliches Handlungsmuster aus der Kindheit wie bei den Trotzigen und betrifft Sie nur via Projektion!

Die »Lieben« haben vermutlich gelernt, dass es zweckmäßig ist, eine gefürchtete Bezugsperson »um den Finger zu wickeln«. Sie lernten den Zorn und die Aggressivität einer bestimmten Autoritätsperson kennen (oftmals durch die leidvolle Erfahrung der älteren Geschwister) und sie probierten sehr bald eine andere Strategie aus. Wenn sie merkten, dass ihr Lächeln, ihre scheinbare Unterordnung und ihr »Schöntun« das Ziel erreichen und die Aggression einfach auflösen kann, dann haben sie offensichtlich etwas für sie außerordentlich Sinnvolles herausgefunden. (In vielen konfliktreichen Familien mit mehreren Kindern kann man verschiedene festgefahrene Bewältigungsstrategien beobachten. Da gibt es die Mutigen, die Charmanten, die Trotzigen, die Zurückge-

zogenen, die Besonnenen, die Intriganten usw. Jeder hat auf eine andere Weise versucht, mit den Problemen zurechtzukommen.)
Das Muster der »Lieben« heißt also »gefällig sein« und der Preis, den sie dafür zahlen, ist ihre mangelnde Ehrlichkeit. Sie trauen sich nicht, auch einmal berechtigte Kritik anzumerken, denn sie haben Angst vor der phantasierten übermächtigen Reaktion darauf. Daher kommen sie im Leben zuerst einmal gut voran (denn ihre Freundlichkeit wird allerorten geschätzt), haben schließlich aber selbst ein unbefriedigtes Gefühl, da sie auf manchem Ärger »sitzen bleiben«.

Wo gibt es damit ein Problem im Entspannungskurs? Sofern Sie als Therapeut nur pflegeleichte Klienten wollen, gibt es vermutlich gar keines. Wenn Sie aber Wert auf ein ehrliches Feedback legen und hoffen, dass Schwierigkeiten auch angesprochen werden, so wird es mit den »Lieben« etwas mühsam. Diese äußern nämlich keine tiefergehenden Probleme (außer etwa Rücken- oder Schulterschmerzen), selbst wenn etwas für Sie offensichtlich verbesserungswürdig ist. Sie weigern sich mitunter sogar hartnäckig, Unstimmigkeiten überhaupt zu sehen (weder bei sich noch bei anderen), sonst würden sie ihr Image des »Sonnenscheinchens« verlieren. Das kann auch manchen Stress mit sich bringen, da der innere Druck gewaltig steigt.

Wenn man aber als Therapeut genug Einfühlungsvermögen hat, um zu ahnen, wo ein Problem liegen könnte (z. B. in der mangelnden Konfliktbereitschaft und allen daraus resultierenden Schwierigkeiten in der Familie und im Berufsleben) und es sehr vorsichtig anspricht, kann man manchmal eine Erleichterung auf der Seite eines »Lieben« spüren, der schließlich nur mehr zustimmen muss (was ihm doch wieder leicht fällt).

Abschließend möchte ich noch vor den angeblichen Fortschritten warnen, die manchmal nur aus Gefälligkeit erzählt werden, damit sich der Therapeut in seinen Interventionen erfolgreich fühlt. Ein Lob eines »Lieben« ist mit Vorsicht zu genießen – dafür können Sie sich über eines von einem Skeptiker oder Trotzigen dreifach freuen!

5.4.9 Die Unsicheren

Wie Sie sicher schon öfter beobachten konnten, gibt es ein Gruppe von Klienten, die aufgrund ihrer Erziehung weder ein gesundes Selbstvertrauen noch ein Vertrauen in die Situation entwickeln konnten. Sie sind außerordentlich angewiesen auf die Bestätigung von außen, dass sie es »richtig« machen. Diese Rolle, die früher die Eltern oder andere wichtige Bezugspersonen spielten, wird Ihnen als Therapeut nun zugewiesen. Wenn nun (wie häufig) eine zwanghafte Tendenz dazukommt, machen sich diese Menschen ein ziemlich schweres Leben. Es reicht meistens nicht, dass sie vor jedem Trainieren zu Hause ihre Liste mit der Übungsreihenfolge durchlesen. Sie sind trotzdem permanent und fast unstillbar unsicher, ob sie nicht doch einen Fehler machen. In den Kurssitzungen »bombardieren« sie meist den Therapeuten mit Fragen nach vielen Details (oft genau auf kleinen Zettelchen notiert). So mühsam ein Zwanghafter mitunter für alle anderen Teilnehmer sein kann, so bringt er aber auch etwas Gutes: Es werden auf diese Weise Themen angeschnitten, die manchen anderen gar nicht in den Sinn kommen. Das bedeutet aber nicht gleichzeitig, dass diese Fragen nicht doch den einen oder anderen betreffen. So wird die Diskussion bunt und der Blick wird auf das Detail gerichtet – etwas, das wir durchaus anstreben (siehe Kapitel über die Achtsamkeit).

Und was können wir unseren unsicheren Klienten mitgeben?

Schwere Zwänge und Selbstwertstörungen lassen sich natürlich nur durch Entspannung allein nicht beseitigen. Aber für viele ist es eine merkbare Erleichterung, wenn sie wirklich begreifen, dass sie bei der Entspannung nichts falsch machen können. Da es bei den meisten Methoden um eine Beobachtung des »wie« geht und nicht um die Erzeugung eines bestimmten festgesetzten Zustandes, wird manchmal der erste Schritt auf einer neuen Verhaltensspur gelegt. Das Kriterium liegt nur in ihnen selbst, nur sie können spüren, »wie es ist«. Das ist ein psychotherapeutisch nicht zu unterschätzender Emanzipationsschritt, weg von all den Bezugspersonen, die früher »genau wussten«, wann das betreffende Kind Hunger, Durst, Schlaf hatte oder auf den Topf musste. Das Stück neue eigene Kompetenz ist ein kleiner Schritt zu mehr Selbstvertrauen.

5.4.10 Die »armen« Hypochonder und Körperphobiker

Wie wir wissen, zeigen Menschen mit einer neurotischen Hypochondrie, einer Herzphobie, Bakterienphobie (und dergleichen) eine übertriebene Sorge um ihren körperlichen Zustand und ihre Gesundheit. Bei jeder Körperempfindung mutmaßen sie, dass dies möglicherweise ein Anzeichen einer ernsthaften organischen Störung sei. In der Regel kommen diese Menschen aus sehr ängstlichen Familien, in denen ihnen vorgelebt wurde, dass der Körper ständig Anlass zur Sorge gibt, und in denen den (angeblich) Kranken ein hohes Maß an Zuwendung zukommt. Der Körper darf somit nur über seine Unzulänglichkeiten Aufmerksamkeit fordern. Mit Sicherheit wurde in diesen Familien keine Freude am »so sein« des Leiblichen vermittelt: an den sinnlichen Wahrnehmungen, an den guten Gefühlen im Körper, an Sattsein und Befriedigung, an freudiger Erregung, an der Lust, sich zu bewegen und seine Lebendigkeit zu spüren. Das ist alles sehr ungewohnt und kann gerade im Rahmen einer körperbezogenen Entspannung erlernt werden. So kann der Hypochonder neu erfahren, dass das Kribbeln da und dort, das Gefühl der Wärme oder Kälte, die speziellen Empfindungen beim Anspannen und Entspannen zum normalen Repertoire des gesunden Organismus gehören und sicher nichts Ängstigendes an sich haben. Diese Umpolung von Angst auf »entspanntes Zulassen«, dieses Wachsen der Akzeptanz der verschiedenen Körpergefühle bis schließlich zu einem Sich-daran-Erfreuen ist allerdings ein langer Weg.
(Um keine Missverständnisse aufkommen zu lassen: Es ist natürlich nicht im Sinne der Entspannungsverfahren, von nun an alle Signale aus dem Körper zu bagatellisieren. Vielmehr ist es ein Anliegen, im grundsätzlichen Wohlwollen dem Körper gegenüber oder mit mehr Kenntnissen über seine Funktionen differenzieren zu lernen, was der Gesundheit wirklich schadet. So soll man auch sensibel spüren, wie sich die Auswirkungen von falscher Ernährung, Nikotin, Umweltbelastungen, Bewegungsmangel etc. anfühlen. Jemand, der Achtsamkeit seinem Körper gegenüber gelernt hat, wird ohne Zweifel Schmerzen oder krankheitswertige Unregelmäßigkeiten registrieren, ihnen den richtigen Stellenwert zuordnen und sich gegebenenfalls in ärztliche Behandlung begeben.)

6. Vom Prinzip »Halten und Loslassen«

Nach all den genannten Problemen wollen wir uns zum Abschluss noch einigen Gedanken zuwenden, die uns Mut für die therapeutische Arbeit machen sollen. Dies sei gleich ein Stück gelebte Anwendung: Wenn das Herz von all den »drohenden« Schwierigkeiten beschwert ist, müssen wir (im Sinne einer angestrebten Balance) gegensteuern und uns wieder auf die erfreulichen Aspekte besinnen. So schöpfen wir Kraft.

Wie wir bereits gesehen haben, hat Entspannung keineswegs nur eine Wirkung auf körperliche Vorgänge, sie stößt oft auch psychische Veränderungen an. Je nach Methode werden andere Bereiche neu erfahrbar und kognitiv umstrukturiert.

In meiner langjährigen Praxis (mit mir selbst und mit vielen Klienten) der Progressiven Muskelentspannung kristallisierte sich für mich ein Therapieansatz heraus, den ich das Prinzip »Halten und Loslassen« nenne. Ich habe ihn an anderer Stelle genauer dargestellt (Lit. 35), daher sei hier nur ein kleiner Einblick gegeben.

Einleitend möchte ich auf die wissenschaftlich gut untermauerte Tatsache hinweisen, dass eine innerlich ausgesprochene Formel, eine Absicht, ein Vorsatz wirkungsvoller sind, wenn sie noch durch einen körperlich spürbaren Impuls bekräftigt werden. Diese Erfahrung haben sich einige Therapieformen zunutze gemacht. Ein Beispiel in der Verhaltenstherapie ist der »Gedankenstopp« bei Zwangsgedanken, bei dem man das Wort »Stopp« denkt oder leise sagt und es mit einem körperlichen Reiz (z. B. sich mit einer Hand in die andere zwicken) koppelt. So ist der Wunsch zum Abbruch des quälenden Gedankens doppelt »geankert« und daher blitzschnell und leicht in die Tat umzusetzen.

Das »Neurolinguistische Programmieren« (als zweites Beispiel) ist eine Therapieform, die besonders mit »Ankern« arbeitet. Sie benützt bereits vorhandene Verbindungen (die jeder Mensch in großer Zahl hat) und etabliert neue. Diese Anker können durch Bewegungen oder durch alle Sinnesqualitäten gesetzt werden und werden nunmehr zu Auslösern neuer Verhaltensmuster.

Als drittes Beispiel möchte ich noch die uns allen bekannte Tatsache erwähnen, dass gesprochene Worte viel wirkungsvoller sind als nur gedachte. Wir erleben bei uns selbst und in der therapeutischen Arbeit, dass erst das Aussprechen von Denkinhalten wirklich entlastet, während die Gedanken innerlich manchmal jahrelang »herumgeistern« und seinen Besitzer plagen. Natürlich gibt es auch andere Mechanismen, die zu dieser Entlastung führen (z. B. der Akt der Wortfindung), aber die fühl- und hörbare Benutzung von Mund und Stimmbändern unterstreicht die Wirksamkeit.
Warum sollten diese Erfahrungen, die bereits andere vor mir gemacht haben, nicht auch in der Praxis der Progressiven Muskelentspannung hilfreich sein? Ich »durchforstete« die einschlägige Literatur und sah, dass der psychischen Bedeutung der körperlichen Bewegungen kaum Aufmerksamkeit geschenkt wurde. Das Spannen und Entspannen der Muskeln wurde hauptsächlich als Bewegungsablauf gesehen, der zu einer Vertiefung der Sinneswahrnehmung führt, aber es wurde nicht beachtet, was die Qualität der Worte »Halten und Loslassen« in der Psyche auslösen. Es galt daher für mich, diese beiden Aspekte miteinander zu verbinden.

6.1 Das Gleichgewicht zwischen Halten und Loslassen

Sowohl uralte als auch neu kreierte Methoden finden immer mehr Eingang im Repertoire der leistungsorientierten Menschen unserer Zeit. Aber nicht nur zur Steigerung des »output« ist Entspannung zwischendurch unerlässlich – auch zur Heilung oder Linderung vieler Symptome ist sie ein probates Mittel. Es ist in den letzten Jahrzehnten vielfach bewiesen worden, dass Spannung ein Hauptlieferant vieler Krankheiten ist und dass es überaus notwendig ist, der Entspannung als Gegengewicht zunehmend Aufmerksamkeit zu schenken.
Mittlerweile ist durch die (diesmal lobenswerte) Arbeit der Medien »Stress« ein Begriff geworden, der in unserer westlichen Welt jedem bekannt ist. Und dass anhaltender Stress zu einer großen

Zahl körperlicher und seelischer Missstände führen kann, haben viele Menschen erfahren müssen.
Nicht in gleichem Maß drang es ins Bewusstsein breiter Bevölkerungsschichten, dass Rhythmus ein Kennzeichen alles Lebendigen ist. In sämtlichen Organismen findet man einen Wechsel zwischen Spannen und Lösen, zwischen Aktivität und Passivität, zwischen Anstrengung und Entspannung. Jedes Übermaß einer der beiden Seiten (gleichgültig welcher) bringt das System in Unordnung und schädigt dadurch. Diese Tatsache ist zwar seit Jahrtausenden bekannt, war aber dennoch in unserer Lebenspraxis nicht nachhaltig verankert (im Unterschied zur Denkweise mancher asiatischer Kulturen).
Leben ist sowohl Geben und Nehmen als auch Halten und Loslassen. Nicht entweder – oder! Die Balance zwischen den beiden Polen ist der Garant für ein gesundes Leben. Jedes Verharren in einer Position schädigt.
Es ist gleichgültig, ob man nur einatmet und die Luft anhält oder nur ausatmet – in beiden Fällen führt es zum Tod. Der richtige Wechsel zwischen der Aufnahme der Luft, der Nutzung ihrer lebenswichtigen Stoffe und der anschließenden Abgabe gibt uns die nötige Grundlage für unser Dasein. (In manchen Atemmeditationen wird beim Ausatem die Vorstellung verbunden, sich von Spannungen, Ängsten und schlechten Gedanken zu befreien, während mit dem Einatem Freude und Kraft zugeführt werden.)
Halten und Loslassen ist ein Prinzip unseres Menschseins, aber leider haben verschiedene Ideologien nicht gerade zur Balance beigetragen. Sie haben eine Facette unseres Seins überbetont und zur Norm erhoben. Während der ethische Materialismus sein Ideal im Streben nach materiellen Gütern und im eigenen Vorteil sieht, hat das Christentum unsere Welt mit seinen asketischen Gedanken geprägt. (Verzicht ist angeblich besser als Genießen, und Gott will angeblich vor allem unser Opfer und nicht unser Vergnügen.) Es ist klar, dass beide Richtungen dem ganzen Menschen nicht gerecht werden. Daher tut es not, sich bisweilen ganz bewusst auf einen Ausgleich zu besinnen. Die einfache Übung des Schließens und Öffnens der Faust kann dabei sehr hilfreich sein. Sie ist nicht bloß ein Symbol, sondern versetzt uns auch ganz einfach und »handgreiflich« in die beiden Zustände. So können wir besser er-

fühlen, an was es uns gerade mangelt. Wie wir wissen, ändert sich die »Bilanz« kurzzeitig im Laufe eines Tages und muss daher immer wieder überprüft werden: Bin ich im Moment in einer Über- oder Unterspannung? Und wie kann ich schnell und wirkungsvoll gegensteuern, um in eine gute, wache Gelassenheit zu kommen?

6.2 Wie kann Entspannung die Balance wiederherstellen?

Ein interessanter Hinweis kommt aus der neuesten Forschung Carlos Castanedas über »magische Bewegungen« indianischer Schamanen aus Mexiko vor der spanischen Eroberung. Das abwechselnde Spannen und Entspannen verschiedener Muskeln und Sehnen des Körpers brachte ihnen eine erweiterte Wahrnehmung und physische Stärkung. Das rhythmische Wechselspiel wurde daher schon sehr früh dazu verwendet, Energie zu sammeln und das Wohlbefinden zu fördern. In der Zwischenzeit wurden diese Kenntnisse verschüttet, doch machen wir sie uns jetzt wieder zunutze!

An anderer Stelle habe ich verschiedene Beispiele gebracht (Lit. 35), wie man durch das Prinzip »Halten und Loslassen« nicht nur den oben genannten momentanen Ausgleich zwischen Sympathikus und Parasympathikus herstellt, sondern durch Üben auch Persönlichkeitsmerkmale beeinflussen kann. Durch Selbstwahrnehmung und Analyse des individuellen Spannungsmusters wird es jedem klar, welche der beiden Qualitäten eine Zeit lang mehr betont werden soll, um Verhärtungen in die eine oder andere Richtung zu lockern. So können z. B. Zwanghafte zu mehr spielerischer Sinnlichkeit kommen, in dem sie »Loslassen« üben, und Antriebsschwache mehr Entschlussfreudigkeit erringen, indem sie das kräftige »Halten« trainieren. Nach einiger Zeit wird sich eine spürbare Balance einstellen.

6.3 Der individuelle Ausgleich – oder doch ein bisschen mehr?

Wenn man die wissenschaftlichen Bemühungen um die verschiedenen Entspannungsmethoden in unserer westlichen Welt Revue passieren lässt, so fragt man sich unwillkürlich, warum dieses Problem gerade jetzt im 20. Jahrhundert so drängend wurde. Und warum können wir hier auf keine körperlich-seelische Tradition wie in den fernöstlichen oder indianischen Kulturen zurückblicken, sondern mussten praktisch »das Rad neu erfinden«?

Nun – unsere abendländische Denkstruktur fußt in der griechischen Kultur. Seit Plato sind die Ideen des vernunftbegabten Menschen das Wichtigste und nicht die Materie. Die christliche Tradition untermauerte diese Auffassung, indem sie die materielle Welt und damit den Körper als etwas Minderwertiges betrachtete. Er ist ein Behältnis für den Geist oder die Seele. Diese Trennung mit ihrer unterschiedlichen Bewertung hatte auf Dauer verheerende Folgen auf unser Wohlbefinden und unsere Gesundheit. Im Gegensatz dazu sahen die östlichen Traditionen Körper und Geist immer als eine Einheit an und sie pflegten ihn mit leib-seelischen Übungen. (Essen, Trinken, Sexualität, Bewegung, Sinnlichkeit förderten gleichzeitig das menschliche Wohlbefinden, wie sie auch »Gottesdienst« waren.) So entstand in diesen Kulturen niemals ein Abbruch der gesundheitsfördernden Methoden. Selbst relativ kleine Kinder mancher asiatischen Kulturen wissen bereits, wie sie durch einfache Körperübungen oder Akupressur (um nur einige Beispiele zu nennen) ihren momentanen Zustand verbessern können.

Nicht so aber in unserer fatal dualistischen westlichen Welt! In dem Maße, in dem »Körper« und »Seele« auseinander drifteten, wurden Verspannungen, chronische Schmerzen und Haltungsschäden immer verbreiteter. Wir »verkörpern« im wahrsten Sinne des Wortes die Probleme und den immer stärker werdenden Stress. Es ging bei uns einfach verloren, dass wir in unserem Nervensystem noch verborgene Reserven haben, die uns das Erweitern der körperlichen Grenzen ermöglichen würden. (In unserer Erziehung lernten wir zwar die Kontrolle der Schließmuskeln, aber niemand brachte uns bei, dass es noch ganz andere Formen körperlicher Selbstkontrolle – und daher Selbstbeeinflussung – gibt. Diese Uninformiertheit bedeutet aber nicht, dass nicht auch für uns möglich wäre, was etwa für Inder, Thailänder oder Chinesen z. T. selbstverständlich ist.)

Ich nehme an, dass in unserem Jahrhundert langsam in den Köpfen mancher sorgender Menschen der westlichen Welt dämmerte, dass wir uns mit dem verleugneten Körper im allerletzten Winkel einer Sackgasse befinden. So entstanden erste Bemühungen einer Annäherung und Integration der getrennten Teile des menschlichen Seins. Ausgangspunkt waren, wie wir wissen, die Nöte der Menschen, die gelindert werden sollten. So wurde Entspannung bei uns niemals zum Selbstzweck, sondern als ein Mittel zur Hilfe bei Problemen im Alltag, als eine sogenannte Alternativreaktion, eingesetzt. Es entstand, zuerst schleppend und nun immer verbreiteter, eine Kultur der Entspannung. Aus dem individuellen Ausgleich jedes Hilfesuchenden wurde und wird (hoffentlich) eine ganzheitliche Sicht des menschlichen Seins. Sie geht über das persönliche Leid des Einzelnen hinaus zu einer viel allgemeineren Meinungsbildung.

Wenn Sie nun helfen, die Einheit zwischen Körper und Seele (und das damit verbundene Potential), die persönlichen Verbesserungsmöglichkeiten und eine neue allgemeine Kultur des Ausgleichs zu verbreiten, begleiten Sie alle meine guten Wünsche dazu!

Literatur

1 Bayaz A.: Panik über den Wolken. Psychologie heute 4/1992

2 Bernstein D., Borkovec Th.: Entspannungstraining. Handbuch der progressiven Muskelentspannung. Pfeiffer bei Klett-Cotta, Stuttgart, 8. Aufl. 1997

3 Blöschl L.: Grundlagen und Methoden der Verhaltenstherapie. Huber, Bern, Stuttgart, Wien 1979

4 Brenner H.: Entspannungstraining. Humboldt, München 1982

5 Burisch M.: Das Burnout-Syndrom. Springer, Berlin, Heidelberg, New York 1989

6 Dilling H., Mombour W., Schmidt M. H.: Internationale Klassifikation psychischer Störungen. Huber, Bern, Göttingen, Toronto 1991

7 Fast J.: Körpersprache. Rowohlt, Reinbek bei Hamburg 1975

8 Goodman F.: Trance. GTB Sachbuch, Gütersloh 1992

9 Graf Dürckheim K.: Zen und wir. O. W. Barth by Scherz 1988

10 Grawe K., Donati R., Bernauer F.: Psychotherapie im Wandel. Von der Konfession zur Profession. Hogrefe, Göttingen 1994

11 Gröninger S., Stade-Gröninger J.: Progressive Relaxation. Indikation – Anwendung – Forschung – Honorierung. Pfeiffer bei Klett-Cotta, Stuttgart 1996

12 Guttmann G.: Wir lernen lernen. BM f. U. u. K. Wien

13 Jacobson E.: Entspannung als Therapie. Progressive Relaxation in Theorie und Praxis. Pfeiffer bei Klett-Cotta, Stuttgart, 3. Aufl. 1996

14 Johnen W.: Muskelentspannung nach Jacobson. Gräfe und Unzer, München 1995

15 Kanfer F. H., Reinecker H., Schmelzer D.: Selbstmanagement Therapie. Springer, Berlin 1991

16 Kurtz R., Prestera H.: Botschaften des Körpers. Kösel, München 1988

17 Leupold-Löwenthal H.: Handbuch der Psychoanalyse. Orac, Wien 1986

18 Lindemann H.: Einfach entspannen. Heyne Ratgeber, München 1995

19 Lowen A. und L.: Bioenergetik für Jeden. Peter Kirchheim, München 1985

20 Lurker M.: Die Botschaft der Symbole in Mythen, Kulturen und Religionen. Kösel, München 1990

21 Markgraf J., Schneider S.: Panik. Angstanfälle und ihre Behandlung. Springer, Berlin, Heidelberg, New York 1989

22 Müller L.: Magie. Tiefenpsychologischer Zugang zu den Geheimwissenschaften. Kreuz, Stuttgart 1989

23 Meadows K.: Das Netz der Kraft. Irisiana, München 1993

24 Oderich P.: Lebe ich richtig? VEB, Berlin 1984

25 Ohm D.: Progressive Relaxation. Trias, Stuttgart 1992

26 Pöldinger W.: Psychiatrische Aspekte der Angst. Neurologie Psychiatrie 3/1988

27 Riemann F.: Grundformen der Angst. Ernst Reinhardt, München 1972

28 Rogers C. R.: Die nicht-direktive Beratung. Kindler, München 1972

29 Rogers C. R.: Die klientenzentrierte Gesprächspsychotherapie. Kindler, München 1972

30 Sammer U.: Die Rollenkonflikte der Mütter. Dissertation, Wien 1981

31 Sammer U., Steinmetz C.: Die Tagebuchtherapie zur Bewältigung von Angst. Forschungsstudie Wien 1986

32 Sammer U.: Autogenes Training / Progressive Muskelentspannung. In: Stumm G., Wirth B.: Psychotherapie, Schulen und Methoden. Falter, Wien 1991

33 Sammer U.: Hypnose und Autosuggestive Methoden. In: Stumm G., Wirth B.: Tür zum Ich. Edition ÖH, Wien 1982

34 Sammer U.: Wendezeit Wechseljahre. Walter, Solothurn, Düsseldorf 1995

35 Sammer U.: Halten und Loslassen. Walter, Solothurn, Düsseldorf 1997

36 Schmidbauer W.: Die hilflosen Helfer. Rowohlt, Reinbek b. Hamburg 1977

37 Sharamon S., Baginski B.: Das Chakra-Handbuch. Windpferd, Durach 1989

38 Sonneck G.: Selbstmorde und Burnout von Ärzten. Psychotherapie Forum Springer, Österreich 1994

39 Stahl Th.: Triffst du 'nen Frosch unterwegs ... NLP für die Praxis. Junfermann, Paderborn 1993

40 Stumm G., Wirth B. (Herausgeber): Tür zum Ich. Edition ÖH, Wien 1982

41 Stumm G., Wirth B. (Herausgeber): Psychotherapie – Schulen und Methoden. Falter, Wien 1994

42 Vaitl D., Petermann F.: Handbuch der Entspannungsverfahren. Band 1: Grundlagen und Verfahren, Band 2: Anwendungen, Beltz, Weinheim 1993

43 Wallnöfer H.: Seele ohne Angst. Albert Müller, Zürich 1988

44 Zimbardo P. G., Ruch F. L.: Lehrbuch der Psychologie. Springer, Berlin, Heidelberg, New York 1978

Douglas A. Bernstein / Thomas D. Borkovec:

Entspannungstraining

Handbuch der progressiven Muskelentspannung

Aus dem Amerikanischen von Monika Oeke und Dr. Hermann Heyse

8. Auflage 1997. 199 Seiten, broschiert, ISBN 3-608-89620-1

Leben lernen 16

Die Technik der »progressiven Muskelentspannung« nach Jacobson ist ein Grundbestandteil der Verhaltenstherapie. Da sie schneller und leichter erlernbar ist als das Autogene Training, wird sie von klinischen Psychologen und Ärzten zunehmend eingesetzt, um tiefe Entspannung zu erzeugen. Mit diesem Handbuch liegt die erste Darstellung dieser Entspannungstechnik in deutscher Sprache vor, die ausführlich in Grundlagen und Verfahren einführt und Abwandlungen der Standard-Methode beschreibt.

Edmund Jacobson:

Entspannung als Therapie

Progressive Relaxation in Theorie und Praxis

Aus dem Amerikanischen von Karin Wirth

3. Auflage 1996. 213 Seiten, broschiert, ISBN 3-608-89639-2

Leben lernen 69

Die progressive Muskelentspannung – neben Yoga und Autogenem Training eine der bekanntesten Entspannungsmethoden – wurde von dem amerikanischen Arzt Edmund Jacobson entwickelt. 1987 hat das Verfahren die volle Kassenzulassung in der Bundesrepublik erhalten, eine Auszeichnung, die sich im gesteigerten Interesse der Ärzte und Therapeuten niedergeschlagen hat. Mit dem Buch liegt die erste deutschsprachige Übersetzung einer Publikation von Edmund Jacobson vor.